在孕育新生命的奇妙旅程中，每一位准妈妈都怀揣着对宝宝健康成长的殷切期望。然而，对于高血糖孕妇和肥胖孕妇而言，孕期保健面临着独特的挑战与机遇。高血糖与肥胖不仅关乎准妈妈自身的健康，更会对胎儿的发育产生深远影响。但请不要担忧，通过科学合理的营养规划和适度的运动指导，我们能够为这些特殊的孕妈妈们照亮孕期保健的前行道路。接下来您翻开的这本书蕴藏着巨大的知识财富，您在孕期获取的营养很大程度上影响着宝宝的一生，在这本书中我们将深入探讨高血糖和肥胖孕妇在孕期如何精准把握膳食营养的摄入，巧妙选择适合的运动方式，从而帮助您顺利度过孕期，迎接健康宝宝的降临。

近年来，随着《“健康中国 2030”规划纲要》

中“全生命周期健康”概念的提出，“生命早期1 000 天”受到社会各界的高度关注。从整个孕期开始到宝宝出生后的2岁，是宝宝可塑性最强的阶段，也是宝宝生长发育的第一个关键时期，还是预防成年后慢性非传染性疾病的“机遇窗口期”，会对他/她的一生起到决定性作用。孕妈妈的生理健康、饮食营养、运动及生活方式对胎宝宝长期健康和成年后疾病风险发生有着长远影响。关注生命早期1 000 天，铸造健康生命全周期，让我们一同开启这场充满爱与希望的孕期保健知识之旅，开启幸福美满的新篇章。

感谢参加本书编写的所有编者，并希望本书对大家的孕期有所帮助和借鉴。由于时间仓促，书中难免存在不足之处，欢迎发送邮件至邮箱renweifuer@pmph.com，或扫描下方二维码，关注“人卫妇产科学”，对我们的工作予以批评指正，以期再版修订时进一步完善，更好地为大家服务。

杨慧霞

2025 年 6 月

第一篇

饮食篇

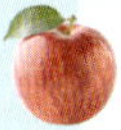

一、孕期饮食注意事项 3

二、学会计算孕期食物能量及体重指数 7

1. 学会计算吃的食物有多少热量 7
2. 学会计算体重指数 8

三、孕期体重合理增长范围 9

四、各类食物交换份举例 11

1. 谷薯类 11
2. 肉蛋类 12
3. 奶类 13
4. 大豆类 13
5. 蔬菜类 14
6. 油脂类 14
7. 水果类 15

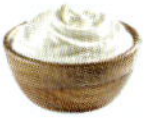

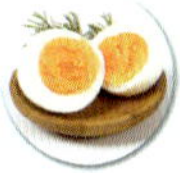

五、食谱举例 16

1. 早餐食谱 18
2. 早加餐食谱 33
3. 午餐食谱 44
4. 下午加餐食谱 55
5. 晚餐食谱 65
6. 晚加餐食谱 76

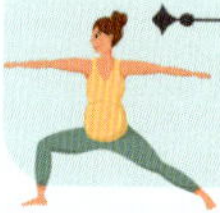

第二篇 运动篇

一、孕期运动的优势 88

二、孕期适合做哪些运动 89

1. 散步 89
2. 轻度的家务劳动 90
3. 孕妇体操 90
4. 上肢举重训练 91
5. 孕妇瑜伽 91
6. 蹬车和游泳 92

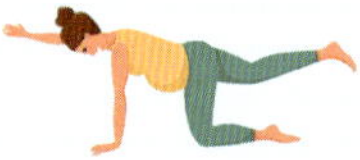

高血糖和肥胖孕妇饮食运动宝典

主　编：杨慧霞
副主编：隽　娟
编　者（按姓氏笔画排序）：
王　晨　冯晶瑾　孙　圆
杨慧霞　赵秉瑄　隽　娟
图文设计：游心源

人民卫生出版社
·北　京·

图书在版编目（CIP）数据

高血糖和肥胖孕妇饮食运动宝典 / 杨慧霞主编. 北京 ：人民卫生出版社，2025. 11. -- ISBN 978-7-117-38776-7

Ⅰ. R153.1；R715.3

中国国家版本馆 CIP 数据核字第 20251ZG355 号

人卫智网	www.ipmph.com	医学教育、学术、考试、健康，购书智慧智能综合服务平台
人卫官网	www.pmph.com	人卫官方资讯发布平台

高血糖和肥胖孕妇饮食运动宝典

Gao Xuetang he Feipang Yunfu Yinshi Yundong Baodian

主　　编：杨慧霞
出版发行：人民卫生出版社（中继线 010-59780011）
地　　址：北京市朝阳区潘家园南里 19 号
邮　　编：100021
E - mail：pmph @ pmph.com
购书热线：010-59787592　010-59787584　010-65264830
印　　刷：北京顶佳世纪印刷有限公司
经　　销：新华书店
开　　本：889×1194　1/64　　印张：1.75
字　　数：43 千字
版　　次：2025 年 11 月第 1 版
印　　次：2025 年 11 月第 1 次印刷
标准书号：ISBN 978-7-117-38776-7
定　　价：42.00 元

打击盗版举报电话：**010-59787491**　E-mail：**WQ @ pmph.com**
质量问题联系电话：**010-59787234**　E-mail：**zhiliang @ pmph.com**
数字融合服务电话：**4001118166**　E-mail：**zengzhi @ pmph.com**

三、孕期运动注意事项 92

1. 循序渐进原则 92
2. 注意做运动准备及环境 93
3. 关注运动时身体的变化 94
4. 不适合在孕期做运动的孕妇 95
5. 须立即就医的情况 96

四、正念冥想 96

1. 正念冥想对孕妇心理健康的益处 97
2. 正念冥想的技巧 98
3. 孕期日常应用与练习建议 98
4. 正念冥想过程中的注意事项 100
5. 正念冥想后的放松 101

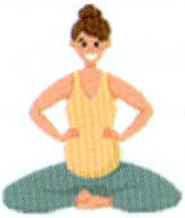

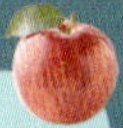

第一篇

饮食篇

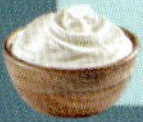

高血糖和肥胖孕妇应摄入多种类、均衡的食物，以保证孕妇和胎儿的营养需求。在孕期每日大概需要能量1 800~2 200kcal，身材矮小、高血糖和肥胖者可适当减少。孕期需要改变饮食结构，控制糖分摄入，以降低血糖，避免影响胎儿的正常生长发育。应正常摄入高蛋白类食物，如牛奶、鸡蛋、豆制品等，蛋白质吸收相对较慢，既能补充营养，又有助于稳定血糖。但要控制高糖及高热量食物的摄入，比如奶油蛋糕、面包。要多吃新鲜的蔬菜，如菠菜、芹菜、萝卜、西葫芦、洋葱、冬瓜等，这些蔬菜含有膳食纤维较多，含糖量低，有助于维持正常的肠道功能。同时，也要注意适量摄入水果，尤其是限制含糖量高水果的摄入。

注意营养平衡，遵循少食多餐的原则，科学分配营养物质，在保证营养的同时合理控制血糖。肥胖孕妇可保持正常三餐，不用必须加餐，控制进食总量，补充维生素、矿物质，养成良好的饮食习惯。孕妇需要充足的营养支持，切勿过度节食，否则会影响胎儿的生长发育。

本书中已详细说明孕期饮食的注意事项、食物能量的计算、体重增长的范围等，并列举各类食物的交换份重量及对应的能量，同时提供了丰富的食谱供大家参考，方便孕妈妈们在孕期学会如何吃饭。

一、孕期饮食注意事项

孕妈妈在孕期的饮食既应注重控制总能量，同时应建立合理的饮食结构，均衡营养，合理控制蛋白质、碳水化合物和脂肪的构成比例。荤素搭配有利于控制孕期增重，有些孕妈妈为了控制体重很少吃含碳水化合物的食物和肉类食物，这样是不对的。荤素搭配得当，不仅可以防止肉类摄入过多，还可以使营养素的摄入更均衡合理。肉类和蔬菜中所含的营养各有所长，不能互相代替。蔬菜中所含的膳食纤维和维生素，是肉类不具备的。而肉、蛋类所含的优质蛋白质也是蔬菜所不具备的。因此，整个孕期应注重均衡饮食、荤素搭配。

蛋白质对孕妈妈们非常重要，对胎儿的成长也有重要作用。蛋白质的来源主要有瘦肉类、禽类、鱼类、海鲜、鸡蛋、豆制品（比如豆腐）等。富含蛋白质的食物也会升高血糖水平，摄入过多会导致体重增长。应优选瘦肉类、鱼类、豆制品等优质蛋白质。

孕妈妈孕期应避免过多摄入含有碳水化合物的食物，因为会导致血糖升高，同时还应保证摄入一定量的碳水化合物。因为碳水化合物是主要的能量来源，孕妈妈们千万不要不吃或食用碳水化合物量过少，否则无法满足孕妈妈自身代谢的需求，甚至产生饥饿性酮症而影响胎宝宝的正常发育。可以优选非精制碳水化合物、粗粮、全谷物等食物。

很多食物只含有极少量的能量或碳水化合物，所以孕妈妈们可以放心食用。绿叶蔬菜可以自由进食，但其产生的热量，也应计入全天的总热量内。如果食用大量含淀粉类蔬菜（包括土豆、山药、南瓜等），建议相应减少碳水化合物的摄入量。

能量的主要来源是脂肪。它不会直接使孕妈妈的血糖升高，不过富含脂肪的饮食会使孕妈妈的体重增加，血糖更加难以控制。因此，做饭时应尽量少用烹调用油。尽量不要摄入油炸或油腻的食物。少吃或尽可能不吃含饱和脂肪酸的食物，如动物脂肪等。

富含纤维的食物能够减缓葡萄糖吸收入血的速度，有助于帮助控制血糖水平，同时还能够帮助孕妈妈改善便秘。但如果粗粮吃得太多会增加胃肠负担，影响蛋白质、维生素等的吸收，对身体不利，因此应注重粗细搭配。

孕妈妈食用甜食会导致血糖明显升高，而且富含糖分的食物营养成分低且热量高，会导致孕妈妈体重快速增加、血糖升高等，对孕妈妈没有益处，对胎宝宝也会有一定影响，导致胎儿过大，增加分娩时剖宫产、肩难产等的风险，甚至还会发生新生儿低血糖，胎儿未来发生糖尿病等风险也会增加。所以，应尽可能减少糖类、含糖饮料、糖果、水果罐头、果干类食物的摄入。

在美好的下午，孕妈妈是否也想喝上一杯下午茶呢？很多孕妈妈都有饮茶的习惯，但在孕期应注意，茶水中含有 2%~5% 的咖啡因，会刺激宝宝的活动。此外，喝过多浓茶会使其中所含的鞣酸与孕妈妈食物中的铁结合，可能导致孕妈妈发生缺铁性贫血。

早孕反应是正常生理现象，孕妈妈早孕反应不明显可以继续维持孕前平衡膳食，如果因早孕反应严重或食欲不佳而影响进食，可以暂时不强调规律进食，而是根据个人的饮食喜好和口味选用清淡适口、容易消化的食物，少量多餐，但应保证每天摄入至少含 130g 碳水化合物的食物，孕中期开始适当增加饮食摄入量，特别是富含优质蛋白质、钙、铁等营养素的食物，孕中晚期每天奶类摄入量应增至 500ml，孕中期鱼、禽畜及蛋类合计摄入量增加至 150~200g，孕晚期增加至 175~225g，建议每周食用 1~2 次动物肝脏或血，2~3 次海产鱼类。

二、学会计算孕期食物能量及体重指数

1. 学会计算吃的食物有多少热量

在超市所购买的食物包装背面大部分写着营养成分表。营养成分表会列出该食物所包含的能量和蛋白质、脂肪、碳水化合物 3 大类宏量营养素及钠。

成分表中的食物单位一般是每100g或100ml，而不是整个包装内全部的食物，全部食物的能量和营养素需要按照食物重量进行换算。

能量的单位是千卡（kcal）或千焦（kJ），它们之间的换算为：

$$1kcal=4.2kJ$$

例如营养成分表中标注181千焦（kJ），换算标准为：181kJ=181/4.2=43.1kcal

2. 学会计算体重指数

体重指数（body mass index，BMI）是反映孕妇孕前肥胖程度的指标，计算公式是：

$$BMI=体重(kg)/身高(m)^2$$

按照孕妇孕前BMI可分为四种类型：

低体重 BMI<18.5kg/m²

理想体重 BMI 18.5~23.9kg/m²

超重 BMI 24~27.9kg/m²

肥胖 BMI≥28kg/m²

针对不同孕前体重指数孕妈妈孕期体重增长推荐幅度有所不同，请孕妈妈根据自身孕前体重指数来确定孕期增重的幅度。

三、孕期体重合理增长范围

1. 孕前体重指数正常的单胎妊娠孕妈妈建议：孕早期体重增长 0~2.0kg，孕中晚期每周增长 0.26~0.48kg，整个孕期总增重控制在 8.0~14.0kg（表 1-1）。

2. 孕前体重指数正常的双胎妊娠孕妈妈建议：孕早期增重 2.0~3.0kg，孕中晚期每周增重 0.68kg，整个孕期推荐增重 16.8~24.5kg。

3. 孕前超重的孕妈妈建议：整个孕期增重 7.0~11.0kg。孕前肥胖的孕妈妈建议：孕期增重 5.0~9.0kg。伴有糖尿病时，孕期体重增长可适当减少。

表 1-1　单胎妊娠孕妈妈孕期体重合理增长范围表

孕期	根据孕前的 BMI 值推荐的体重增长幅度 BMI（kg/m^2）			
	<18.5 偏瘦	18.5~24.0 正常	24.0~28.0 超重	≥28.0 肥胖
早孕期增长值范围（12 周前）	0~2.0kg	0~2.0kg	0~2.0kg	0~2.0kg
中晚孕期增长值均值及范围（12 周后）	0.46（0.37~0.56）kg/w	0.37（0.26~0.48）kg/w	0.30（0.22~0.37）kg/w	0.22（0.15~0.30）kg/w
建议的增重总值	11.0~16.0kg	8.0~14.0kg	7.0~11.0kg	5.0~9.0kg
妊娠糖尿病诊断后中晚孕期增长值均值及范围	0.46（0.37~0.56）kg/w	0.37（0.26~0.48）kg/w	0.26（0.19~0.32）kg/w	0.18（0.12~0.23）kg/w

孕前越胖的孕妈妈孕期越要增重少一些。

4. 对于妊娠糖尿病的孕妈妈，在妊娠糖尿病诊断前的体重增长应根据孕前体重指数参照表 1-1 范围。诊断妊娠糖尿病后，对于孕期超重和肥胖的孕妈妈体重增长应低于血糖正常的孕妈妈。

如果孕妈妈体重增长低于或超过推荐增重范围，可请医生帮助调整饮食方案，以保证孕期体重增长适宜。但孕前肥胖者，孕期体重增长可适当减少。

四、各类食物交换份举例

1. 谷薯类

一份谷薯类食物可提供能量 90kcal、蛋白质 2g、碳水化合物 20g。

举例：大米、面粉（生重）每 25g 为一份

可替换：大米饭（熟重）65g

小米或玉米面或燕麦片或挂面（生重）25g

无糖全麦饼干 19g

切面（生重）35g

面条（熟重）75g

馒头或窝头（熟重）35g

土豆或红薯（生重）100g

2. 肉蛋类

一份肉蛋类食物可提供能量 90kcal、蛋白质 9g、脂肪 6g。

举例：猪肉或牛肉、羊肉（生重）每 50g 为一份

可替换：鸡或鸭或鹅肉（生重）50g

肥瘦猪肉（脂肪含量 16%~35%）（生重）30g

鸡蛋（生重）60g（1 个）

带鱼或草鱼或鲤鱼或甲鱼（生重）80g

3. 奶类

一份奶类食物可提供能量 90kcal、蛋白质 5g、脂肪 5g、碳水化合物 6g。

举例：牛奶 160g 为一份

可替换：奶粉 20g 或脱脂奶粉 25g

羊奶 160g 或无糖酸奶 130g

4. 大豆类

一份大豆类食物可提供能量 90kcal、蛋白质 9g、脂肪 4g、碳水化合物 4g。

举例：豆腐丝或豆腐干（生重）50g 为一份

可替换：北豆腐（生重）100g

南豆腐（生重）150g

腐竹（生重）20g

豆浆 400g（黄豆与水比为 1:8）

5. 蔬菜类

一份蔬菜类食物可提供能量 90kcal、蛋白质 5g、碳水化合物 17g。

举例：大白菜（生重）每 500g 为一份

可替换 500g（生重）以下各种蔬菜：油菜、菠菜、韭菜、茴香、芹菜、西葫芦、苦瓜、黄瓜、茄子、丝瓜、苋菜、西红柿、绿豆芽等

可替换：南瓜或菜花（生重）350g

扁豆或洋葱或蒜苗（生重）250g

胡萝卜（生重）200g

山药或藕（生重）150g

百合或芋头（生重）100g

毛豆或鲜豌豆（生重）70g

6. 油脂类

一份油脂类食物可提供能量 90kcal。

举例：花生油 10g（1 汤匙）为一份

可替换：10g 以下各种油：香油、菜籽油、玉米油或猪油、牛油、羊油

核桃仁或杏仁或花生米 25g

葵花籽（带壳）25g

西瓜籽（带壳）40g

7. 水果类

一份水果类食物可提供能量 90kcal、蛋白质 1g、碳水化合物 21g。

举例：梨、桃、苹果、橘子、橙子、柚子、猕猴桃、李子、杏、葡萄 200g 为一份

可替换：柿子或香蕉或鲜荔枝 150g

草莓 300g

西瓜（带皮）500g

熟悉了食物交换份，可参考本书提供的食谱，结合食物交换份，同类食物可以互换，不同类食物营养素结构相似可以互换，在不增加每日膳食总能量摄入的情况下，不同类食物也可以互换。

* 以上给出的重量均为可食部重量。

五、食谱举例

孕早期和中晚期孕妇的每日能量需求有所不同，孕早期与备孕期相似，孕中晚期较孕早期增加能量 300~450kcal/d，双胎妊娠再增加 200kcal/d。

高血糖和肥胖孕妈妈每日能量需求 1 800~2 200kcal，碳水化合物占 50%~60%，蛋白质占 15%~20%，脂肪占 25%~30%。糖尿病孕妇在孕早期每日能量摄入应尽量不低于 1 600kcal/d，孕晚期不低于 1 800kcal/d。身材矮小者可适当减少。

《中国居民膳食指南》将食物类别分为谷薯类、蔬菜类、水果类、大豆类、奶类、肉蛋类、坚果类、油脂类八个小类别。这种分类可以帮助孕妇在食物种类选择及食物摄入时作出调整，达到通过调整饮食控制血糖和体重的目的。

孕期的膳食计划是根据孕妇的具体情况由专业的医生为您量身打造，每天摄入的总能量是依据孕妇的体重而计算出的，每日的餐次建议少量多餐，可以保证孕妈妈每日的能量供应，预防饥饿或某一餐吃得过多或过少，同时能够均匀分配每日摄入的膳食，有助于控制血糖。

每天建议至少吃三顿适量正餐，外加 2~4 次加餐。加餐一般建议在正餐后 3~4 小时。各餐次提供的能量比例为：早餐 10%~15%；早餐后加餐 5%~10%；午餐 25%~30%；午餐后加餐 5%~10%；晚餐 25%~30%；睡前加餐 5%~10%。

下面为因吃饭而“发愁”的孕妈妈们提供一些食谱作为参考，可根据需求适当调整。

1. 早餐食谱（图 1-1~图 1-10）

“早餐”“235kcal”

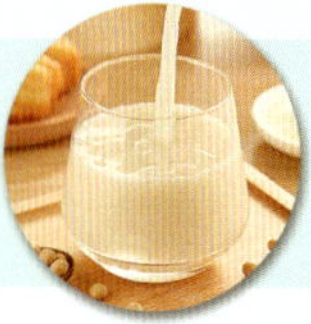

豆浆1杯400ml（90kcal）

酱牛肉17g（45kcal）

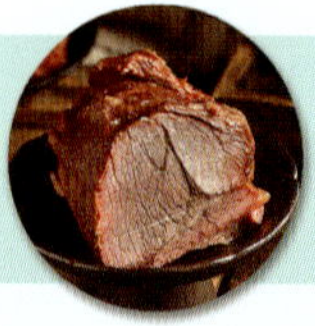

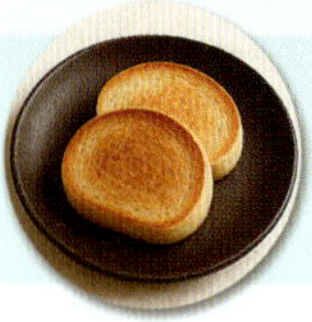

无油烤馒头片35g（90kcal）

凉拌白菜心［白菜心50g（10kcal）］

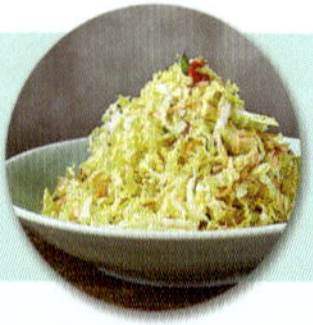

图 1-1　早餐 235kcal

“早餐”“330kcal”

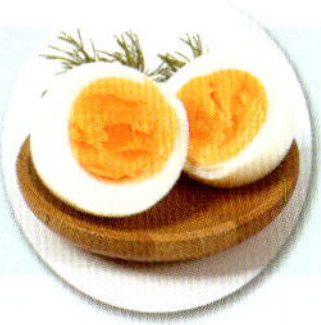

鸡蛋60g 1个(90kcal)

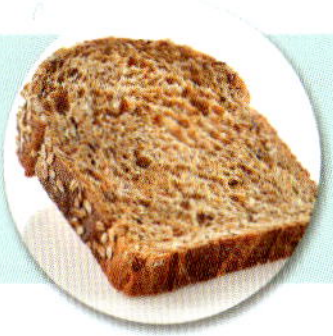

面包片35g 1片(90kcal)

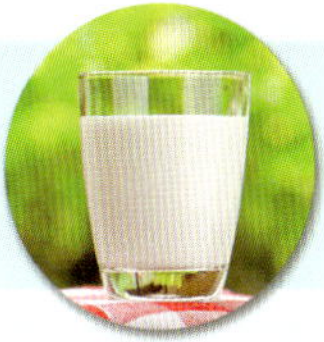

牛奶1杯250ml(150kcal)

图 1-2 早餐 330kcal

奶类钙含量高，是最好的钙源，奶类中的其他营养成分也可以帮助钙吸收，能够满足孕妈妈以及胎宝宝骨骼及牙齿生长的需要。脱脂奶、低脂奶同样含有钙和其他营养成分，但脂肪含量较低，可供超重肥胖的孕妈妈选择。

“早餐”“270kcal”

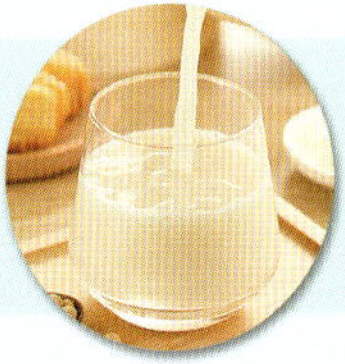

豆浆200ml（45kcal）

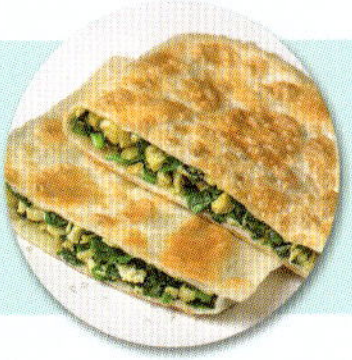

韭菜盒子

面粉25g（90kcal），韭菜250g（45kcal）

鸡蛋1个60g（90kcal）

油少许

图 1-3　早餐 270kcal

“早餐”“270kcal”

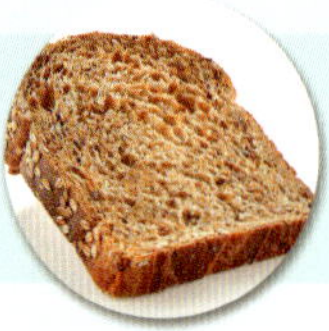

面包35g（90kcal）

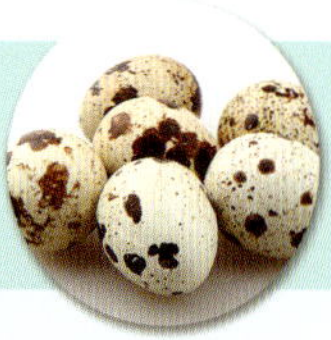

鹌鹑蛋6个（90kcal）

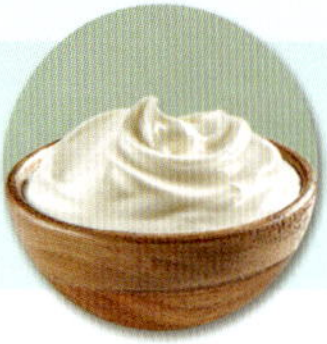

无糖酸奶120ml（90kcal）

图 1-4　早餐 270kcal

孕妈妈每天可以通过摄入 1 个鸡蛋补充蛋白质，也可以与其他蛋类替换摄入，以避免口味单一。鹌鹑蛋是高蛋白、低脂肪、低胆固醇食物。鹌鹑蛋的胆固醇含量较鸡蛋低约 1/3，铁含量较高，但两者蛋白质含量差别不大，孕妈妈日常可以替代选择。

鸡蛋黄除含铁元素外，还富含卵磷脂和胆碱，有利于胎儿神经系统的发育。

“早餐”“270kcal”

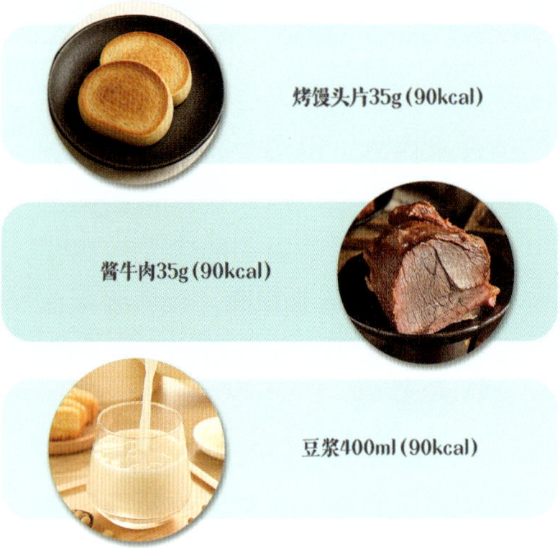
烤馒头片35g (90kcal)
酱牛肉35g (90kcal)
豆浆400ml (90kcal)

图 1-5　早餐 270kcal

对于孕前超重肥胖的孕妈妈应适当减少全天碳水化合物类食物的摄入，可根据食物交换份原则选用同等热量的蛋白质类食物替换。

“早餐”“270kcal”

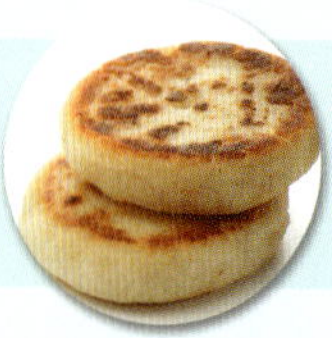

烧饼35g（90kcal）

煮鸡蛋60g（90kcal）

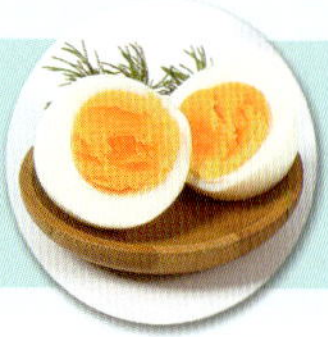

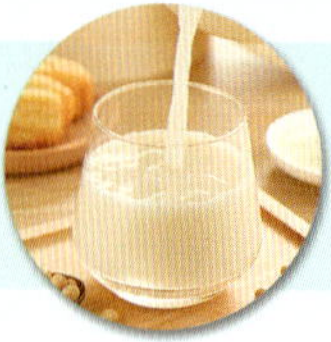

豆浆400ml（90kcal）

图 1-6　早餐 270kcal

“早餐”“270kcal”

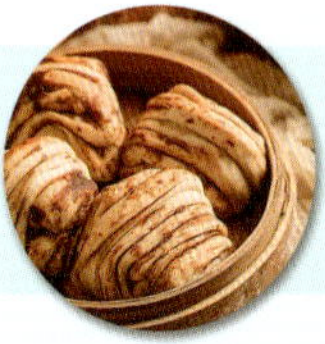

无糖麻酱花卷35g（90kcal）

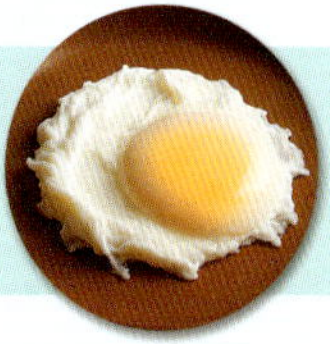

荷包蛋 60g（90kcal）

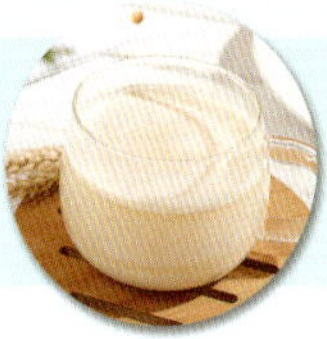

牛奶一杯150ml（90kcal）

图 1-7　早餐 270kcal

市面上购买的盒装和袋装牛奶大多为250ml装，约合150kcal左右。

“早餐”“288kcal”

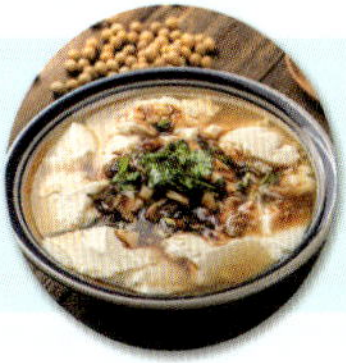

豆腐脑250g（90kcal）

白菜小笼包3个

面粉25g（90kcal），白菜100g（18kcal）

鲜虾仁50g（90kcal）

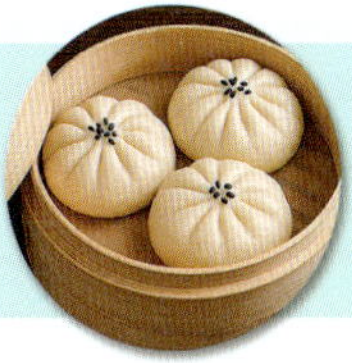

图 1-8　早餐 288kcal

“早餐”“280kcal”

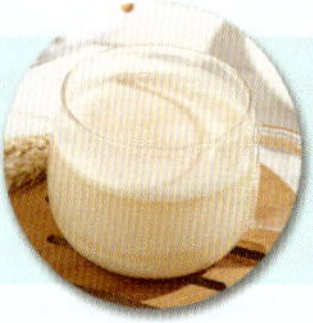

牛奶1杯150ml(90kcal)

煮鸡蛋1个60g(90kcal)

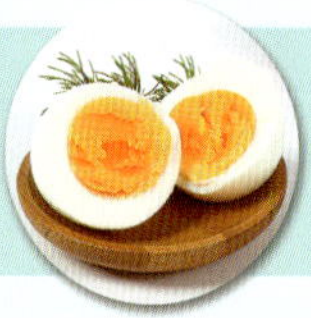

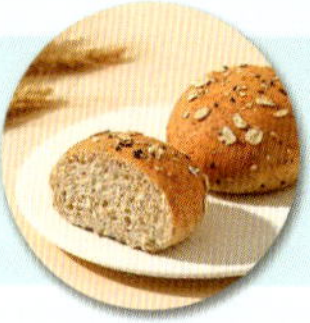

面包35g(90kcal)

凉拌芹菜[芹菜50g(10kcal)]

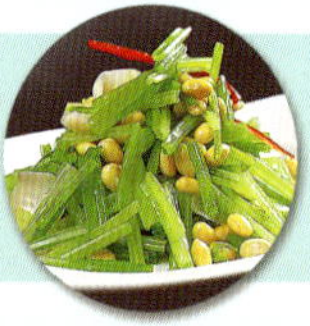

图 1-9　早餐 280kcal

孕期面包或饼干类食物的选择应优先选择不添加糖、不含反式脂肪酸的食品。

“早餐”“300kcal”

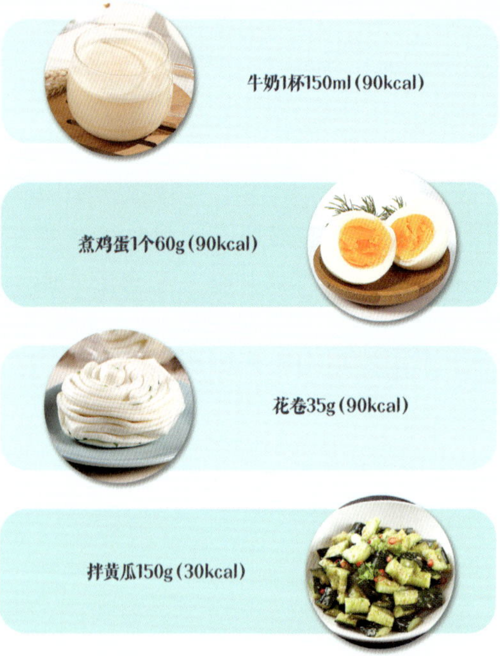
牛奶1杯150ml（90kcal）
煮鸡蛋1个60g（90kcal）
花卷35g（90kcal）
拌黄瓜150g（30kcal）

图 1-10　早餐 300kcal

2. 早加餐食谱（图 1-11~图 1-20）

"早加餐""135kcal"

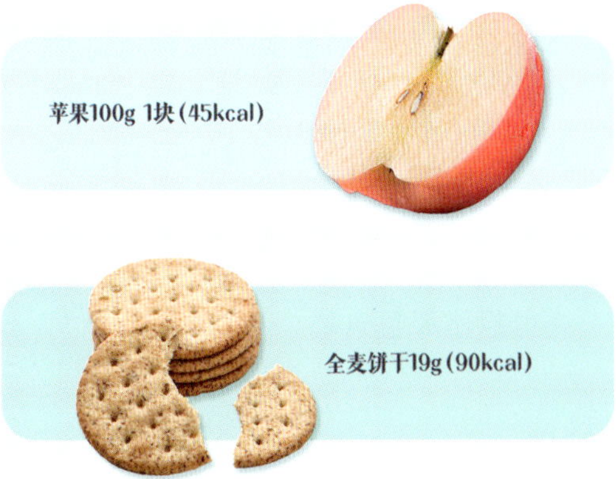

图 1-11　早加餐 135kcal

高血糖孕妇加餐若选择摄入碳水化合物类和水果类，血糖可能会有所升高，应注重监测血糖，尤其是Ⅰ型糖尿病孕妇。必要时可根据食物交换份原则选择同等热量的不同类食物替代。例如用西红柿、黄瓜类替换水果类食物。

“早加餐”“135kcal”

瘦酱肉18g（45kcal）

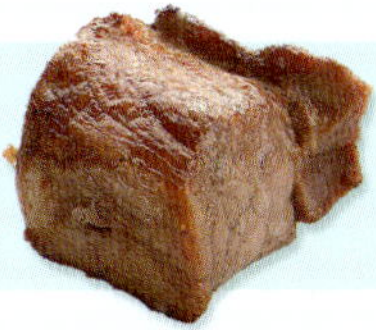

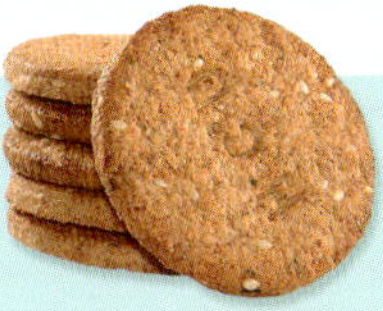

无糖粗粮饼干20g（90kcal）

图 1-12　早加餐 135kcal

“早加餐”“135kcal”

杂豆豆浆200ml（45kcal）

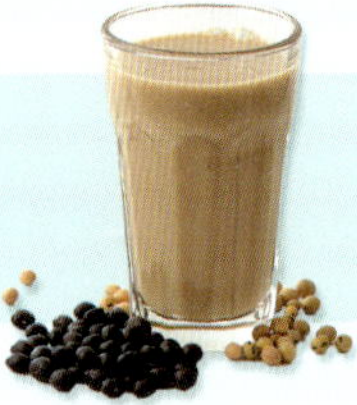

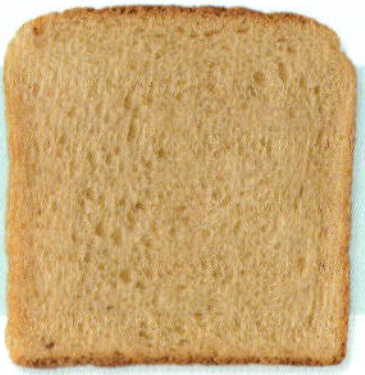

无糖全麦面包35g（90kcal）

图 1-13　早加餐 135kcal

“早加餐”“135kcal”

柚子100g（45kcal）

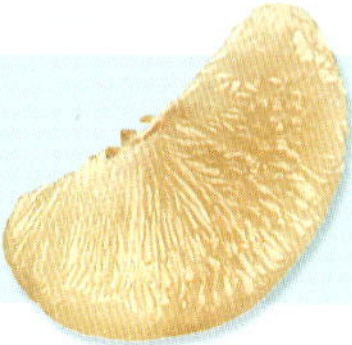

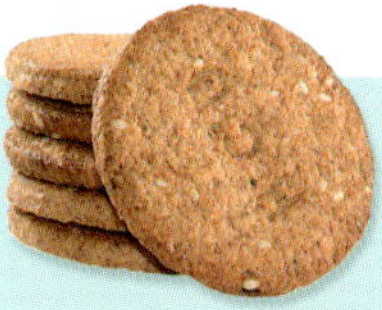

无糖饼干19g（90kcal）

图 1-14　早加餐 135kcal

“早加餐”“135kcal”

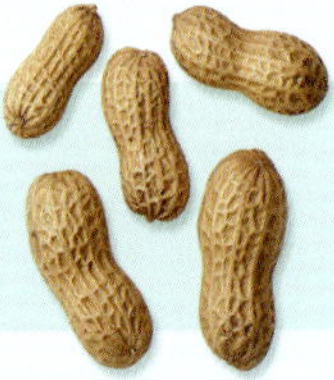

花生 8g（45kal）

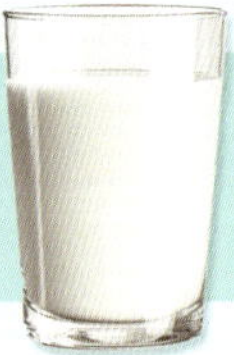

牛奶150ml（90kcal）

图 1-15　早加餐 135kcal

“早加餐”“180kcal”

无糖酸奶120ml（90kcal）

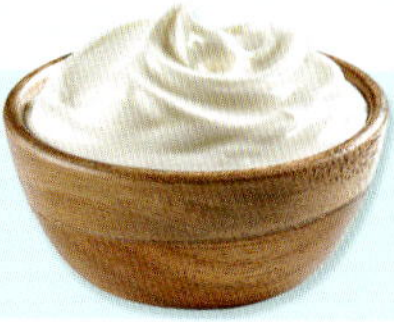

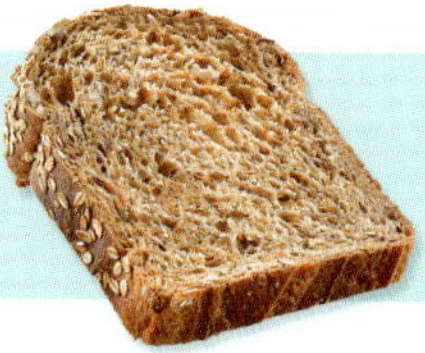

面包片1片35g（90kcal）

图 1-16　早加餐 180kcal

“早加餐”“180kcal”

无糖酸奶120ml（90kcal）

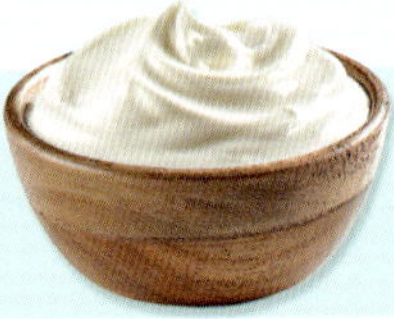

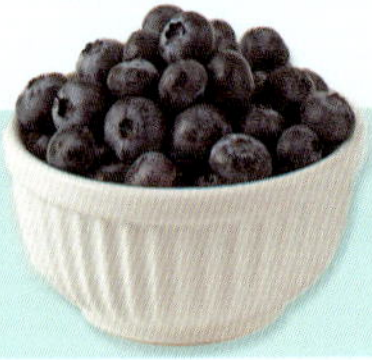

蓝莓300g（90kcal）

图 1-17　早加餐 180kcal

“早加餐”“180kcal”

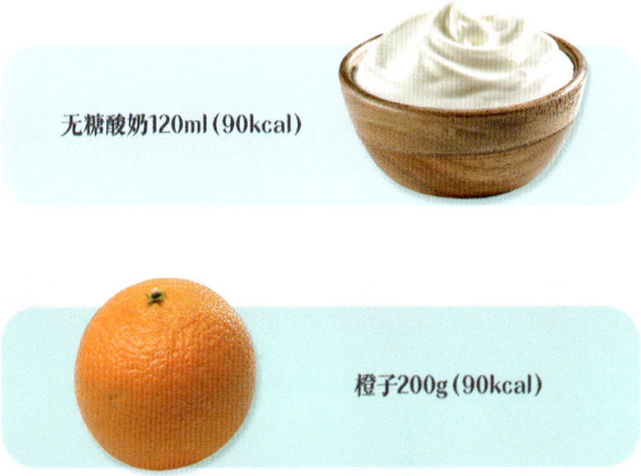

图 1-18　早加餐 180kcal

“早加餐”“180kcal”

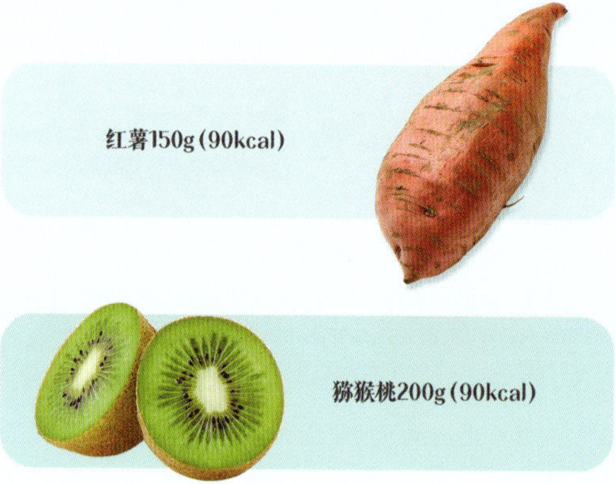

图 1-19　早加餐 180kcal

＊糖尿病孕妇加餐时，不建议同时摄入水果和谷薯类，否则会引起血糖升高，建议水果和谷薯类分开摄入。

“早加餐”“180kcal”

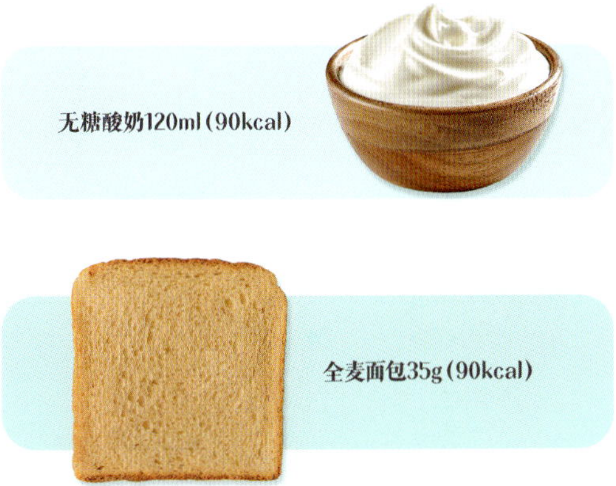

图 1-20　早加餐 180kcal

3. 午餐食谱（图 1-21~图 1-29）

“午餐”“549kcal”

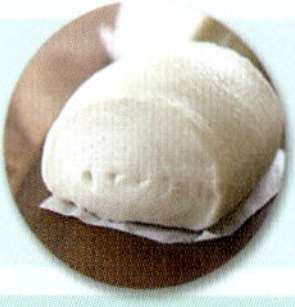

馒头1个105g(270kcal)

西芹拌腐竹

西芹50g(9kcal)，干腐竹10g(45kcal)

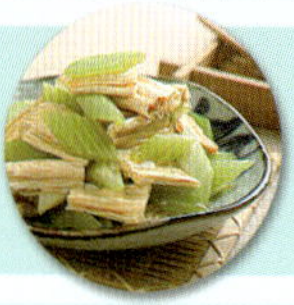

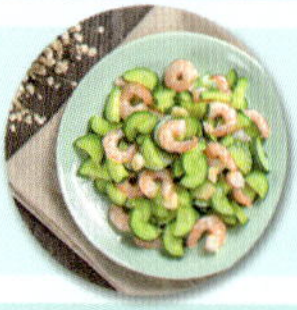

虾仁炒黄瓜

虾仁50g (45kcal)，黄瓜150g(27kcal)

白菜豆腐汤

白菜100g(18kcal)，北豆腐50g(45kcal)

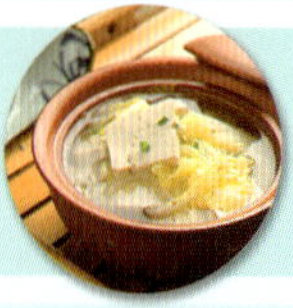

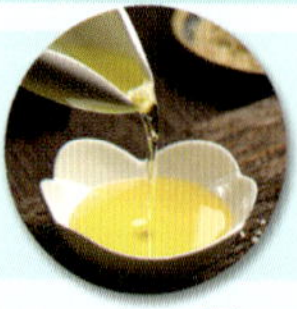

本餐烹调油用量共10g(90kcal)

图 1-21　午餐 549kcal

“午餐”“590kcal”

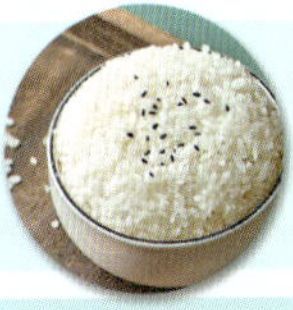

米饭一碗200~240g（270kcal）

韭菜炒肉丝

韭菜100g（20kcal），肉丝50g（90kcal）

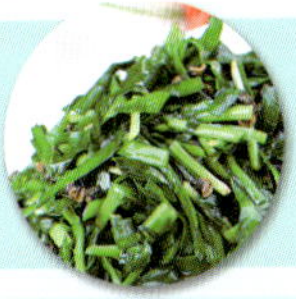

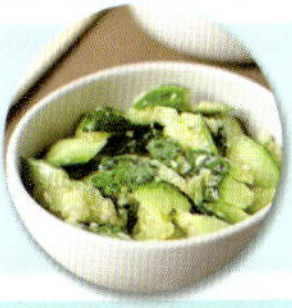

拌黄瓜

黄瓜100g（20kcal）

西红柿炒鸡蛋

西红柿50g（10kcal），鸡蛋1个（90kcal）

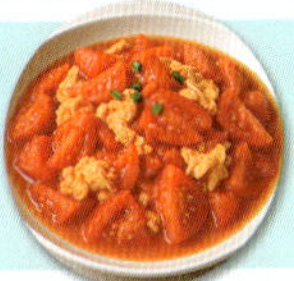

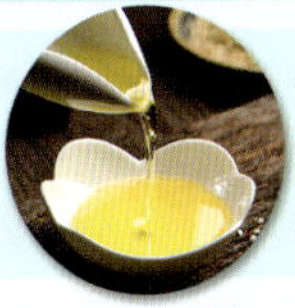

本餐烹调油用量共10g（90kcal）

图 1-22　午餐 590kcal

“午餐”“639kcal”

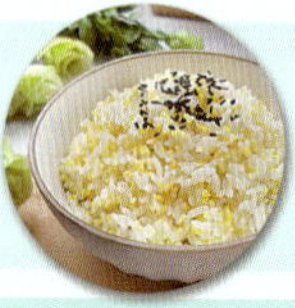

二米饭一碗

大米25g（90kcal），小米25g（90kcal）

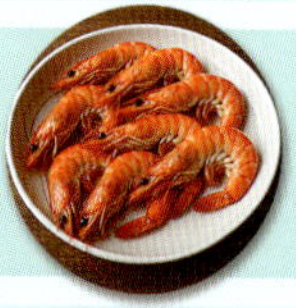

盐水大虾

虾100g（90kcal）

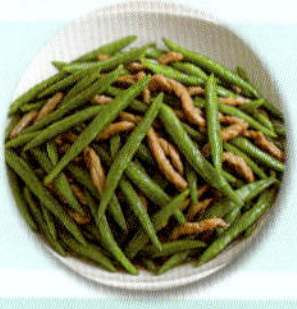

肉丝炒扁豆

扁豆250g（90kcal），猪瘦肉100g（180kcal）

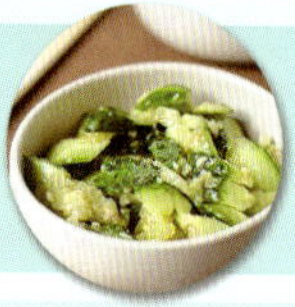

拌黄瓜

黄瓜50g（9kcal）

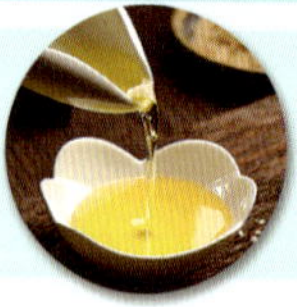

本餐烹调油用量共10g（90kcal）

图 1-23　午餐 639kcal

"午餐""630kcal"

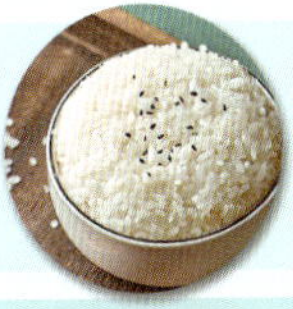

米饭一碗约200g(270kcal)

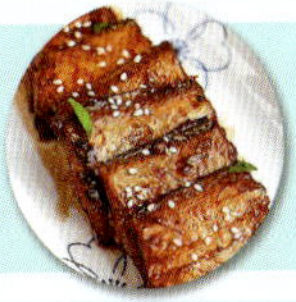

红烧带鱼

带鱼100g(90kcal)

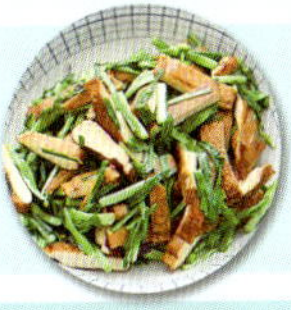

豆腐干炒蒜苗

豆腐干50g(90kcal),蒜苗125g(45kcal)

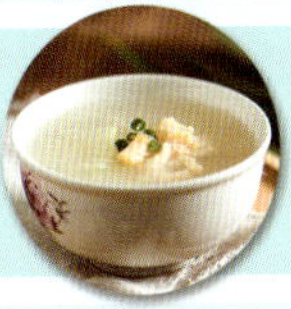

冬瓜汤

冬瓜250g(45kcal)

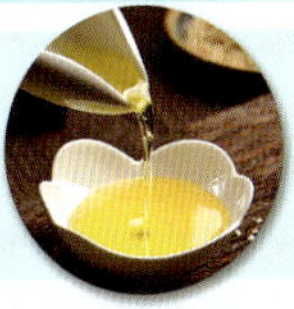

本餐烹调油用量共10g(90kcal)

图 1-24 午餐 630kcal

“午餐”“585kcal”

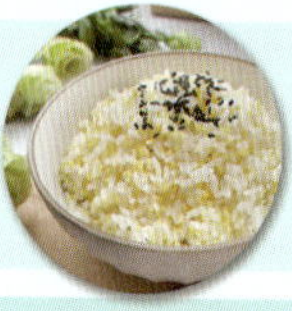

二米饭一碗

大米25g(90kcal),小米25g(90kcal)

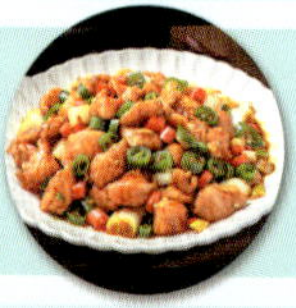

青椒辣子鸡

鸡胸肉75g(135kcal),青椒200g(45kcal)

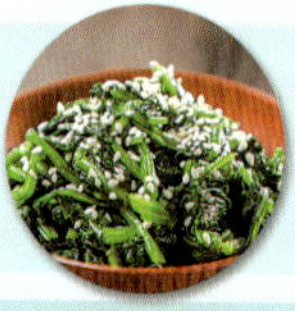

芝麻菠菜

菠菜250g(45kcal)

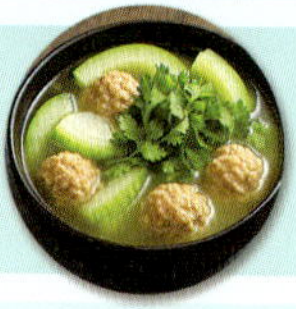

冬瓜丸子汤

猪瘦肉25g(45kcal),冬瓜250g(45kcal)

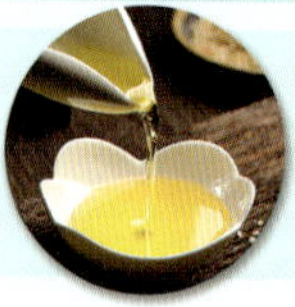

本餐烹调油用量共10g(90kcal)

图 1-25　午餐 585kcal

“午餐”“513kcal”

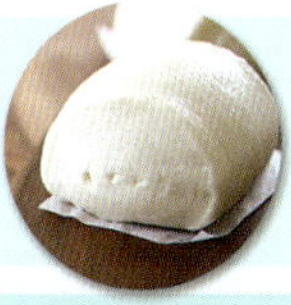

馒头1个［面粉50g（180kcal）］

清蒸鲈鱼

鲈鱼80g（90kcal）

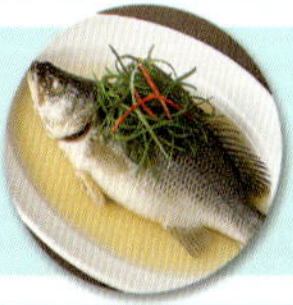

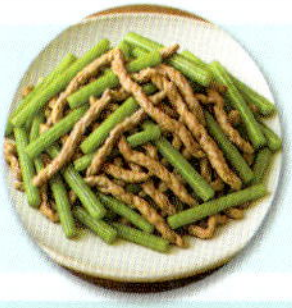

肉丝炒西芹

猪瘦肉25g（45kcal），西芹250g（45kcal）

菠菜豆腐汤

北豆腐50g（45kcal），菠菜100g（18kcal）

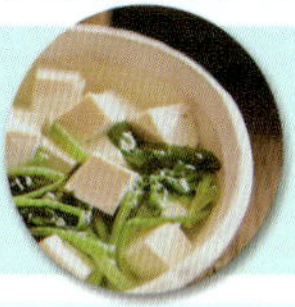

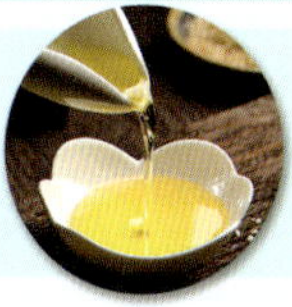

本餐烹调油用量共10g（90kcal）

图 1-26　午餐 513kcal

便秘是孕期常见的症状之一，蔬菜中的膳食纤维对于预防孕期便秘有很大的帮助，多吃蔬菜能够缓解便秘，例如西芹富含维生素、膳食纤维等营养物质，可以促进胃肠蠕动，可以在一定程度上预防便秘。

“午餐”“540kcal”

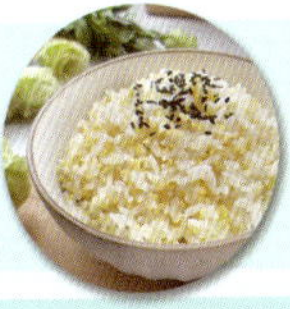

二米饭1碗

大米25g（90kcal），小米25g（90kcal）

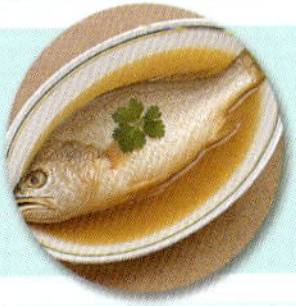

红烧黄鱼

黄鱼80g（90kcal）

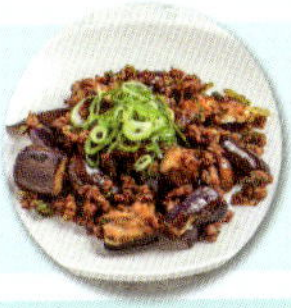

肉沫炒茄子

猪瘦肉沫25g（45kcal），茄子250g（45kcal）

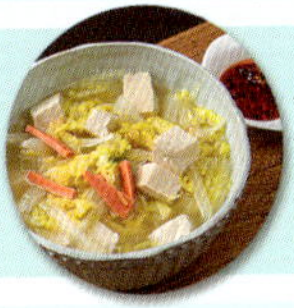

白菜炖豆腐

北豆腐50g（45kcal），白菜250g（45kcal）

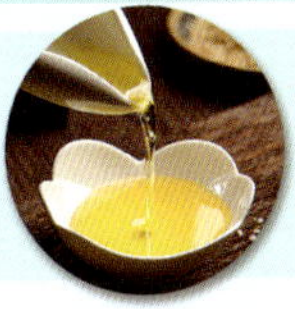

本餐烹调油用量共10g（90kcal）

图 1-27　午餐 540kcal

同等重量的鱼类与畜禽类食物相比，提供的优质蛋白质含量相似，但鱼类所含脂肪和能量少于畜禽类。当孕妈妈体重增长较多时，可多摄入鱼类而少摄入畜禽类，摄入畜禽类时尽量剔除皮和肥肉，畜肉可优先选择脂肪含量较少的牛肉。

“午餐”“550kcal”

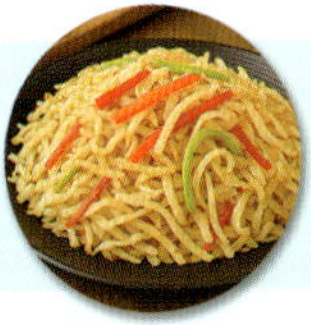

炒饼

烙饼70g（180kcal），鸡蛋半个30g（45kcal）

瘦肉沫25g（45kcal），小白菜250g（45kcal）

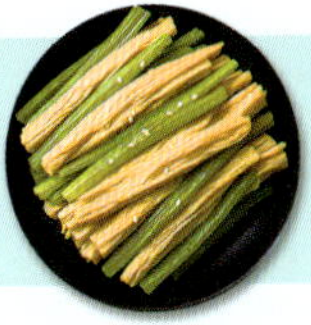

腐竹拌芹菜

腐竹10g（45kcal），芹菜500g（45kcal）

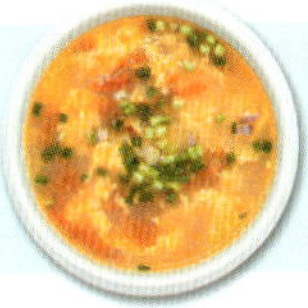

西红柿鸡蛋汤

西红柿50g（10kcal），鸡蛋半个30g（45kcal）

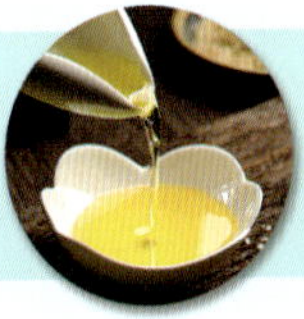

本餐烹调油用量共10g（90kcal）

图 1-28　午餐 550kcal

"午餐""504kcal"

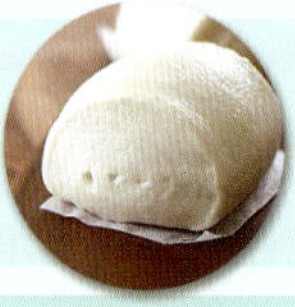

馒头一个[面粉70g(180kcal)]

虾仁炒黄瓜

虾仁80g(90kcal),黄瓜250g(45kcal)

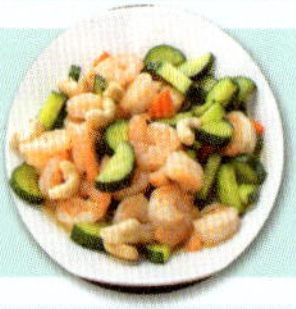

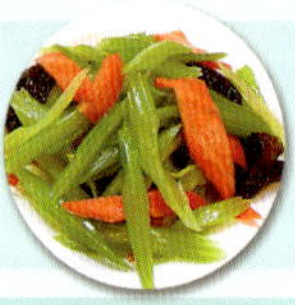

凉拌西芹

西芹250g(45kcal)

菠菜蛋花汤

菠菜50g(9kcal),鸡蛋半个30g(45kcal)

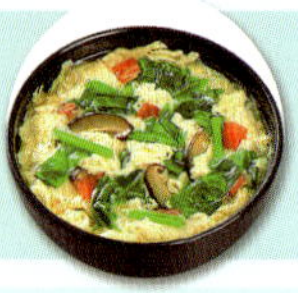

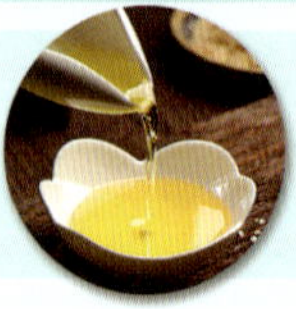

本餐烹调油用量共10g(90kcal)

图 1-29　午餐 504kcal

4. 下午加餐食谱（图 1-30~图 1-39）

“下午加餐”“135kcal”

牛奶1杯150ml (90kcal)

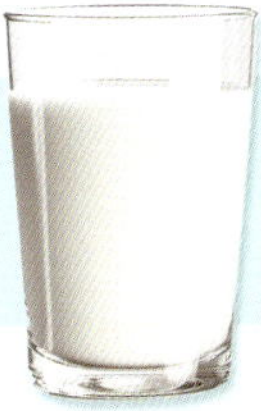

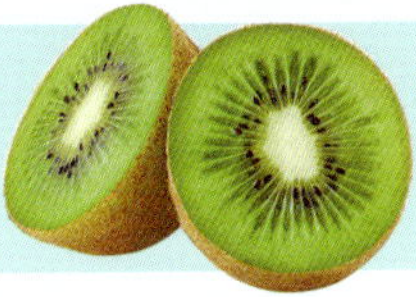

猕猴桃100g(45kcal)

图 1-30　下午加餐 135kcal

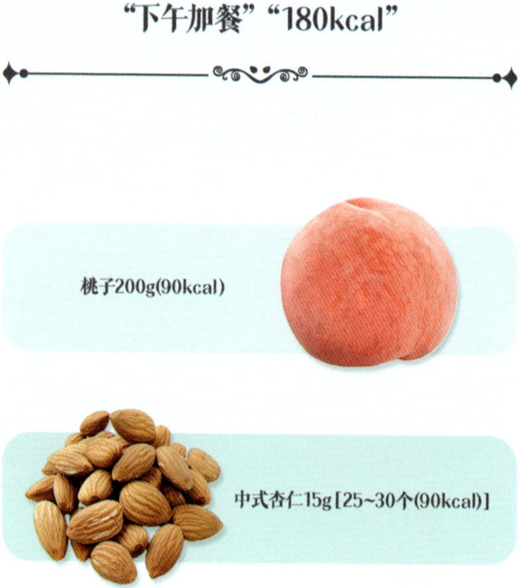
“下午加餐”“180kcal”
桃子200g(90kcal)
中式杏仁15g[25~30个(90kcal)]

图 1-31　下午加餐 180kcal

“下午加餐”“135kcal”

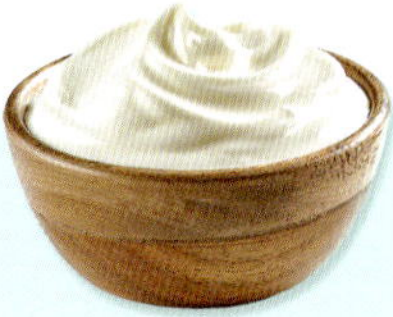

无糖酸奶120ml（90kcal）

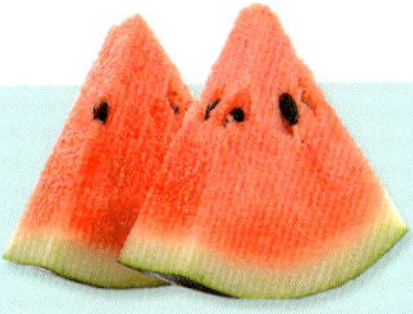

西瓜250g（带皮）（45kcal）

图 1-32　下午加餐 135kcal

“下午加餐”“180kcal”

草莓300g（90kcal）

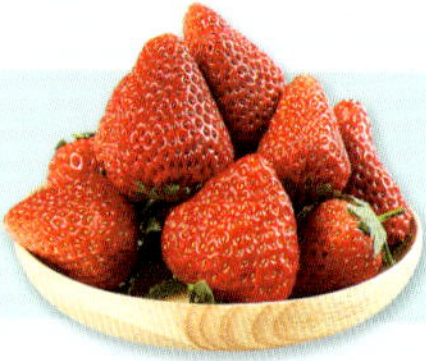

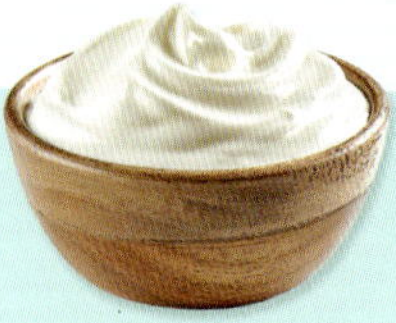

无糖酸奶120ml（90kcal）

图 1-33　下午加餐 180kcal

“下午加餐”“135kcal”

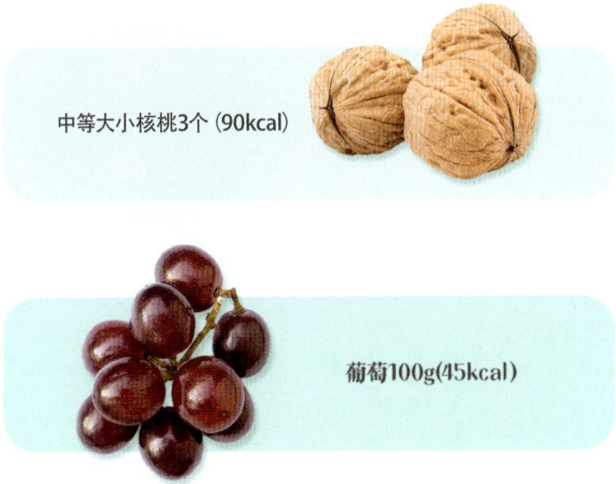

图 1-34　下午加餐 135kcal

“下午加餐”“135kcal”

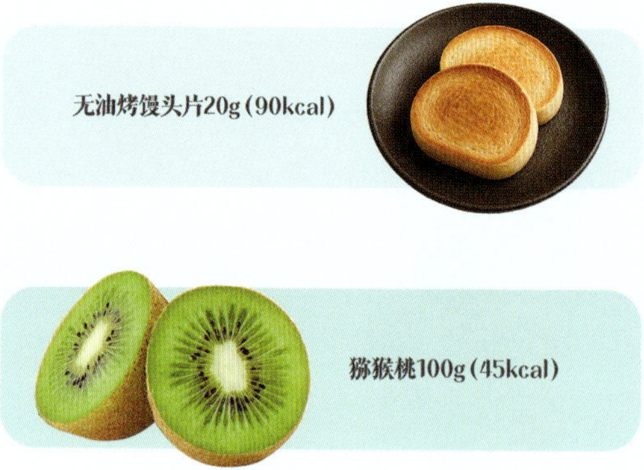

图 1-35　下午加餐 135kcal

“下午加餐”“180kcal”

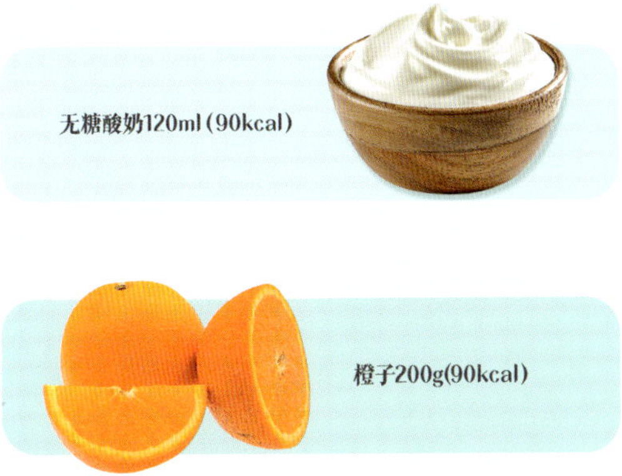

图 1-36　下午加餐 180kcal

“下午加餐”“180kcal”

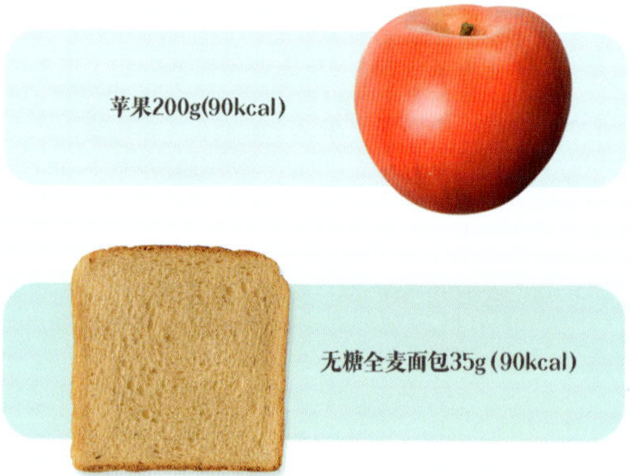

图 1-37　下午加餐 180kcal

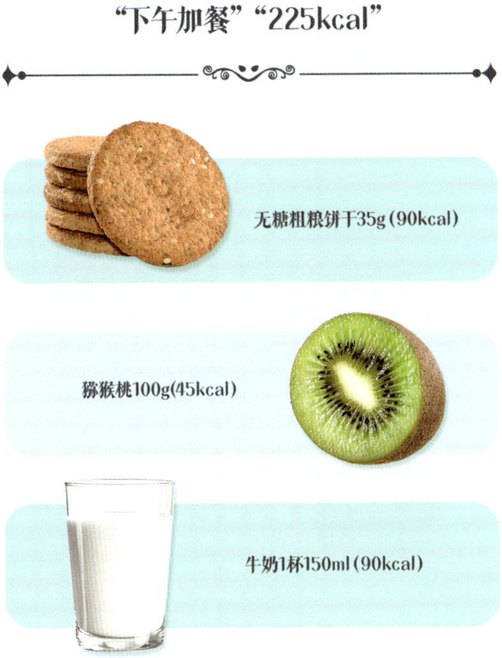
“下午加餐”“225kcal”
无糖粗粮饼干35g(90kcal)
猕猴桃100g(45kcal)
牛奶1杯150ml(90kcal)

图 1-38 下午加餐 225kcal

“下午加餐”“225kcal”

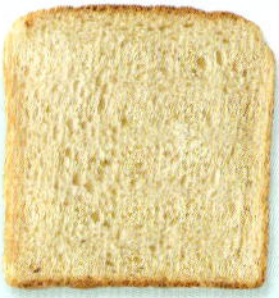

无糖面包35g (90kcal)

苹果100g(45kcal)

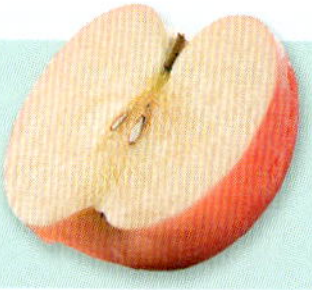

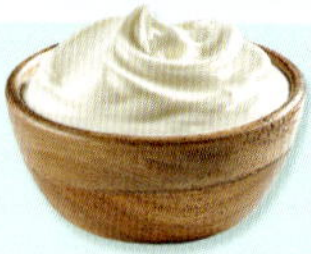

无糖酸奶120ml (90kcal)

图 1-39　下午加餐 225kcal

5. 晚餐食谱（图 1-40~图 1-50）

“晚餐”“ 600kcal”

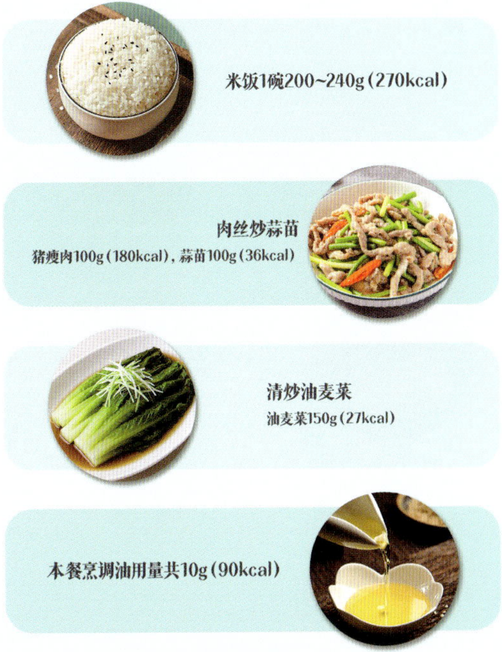
米饭1碗200~240g（270kcal）
肉丝炒蒜苗
猪瘦肉100g（180kcal），蒜苗100g（36kcal）
清炒油麦菜
油麦菜150g（27kcal）
本餐烹调油用量共10g（90kcal）

图 1-40　晚餐 600kcal

“晚餐”“585kcal”

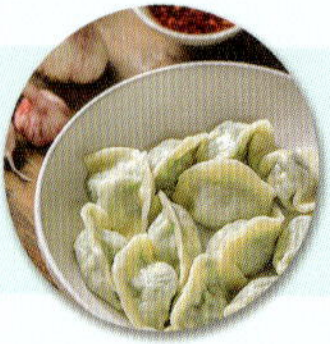

西葫芦肉水饺

面粉75g(270kcal),猪瘦肉沫50g(90kcal),西葫芦250g(45kcal)

鸡丝扁豆丝

鸡丝25g(45kcal),扁豆250g(45kcal)

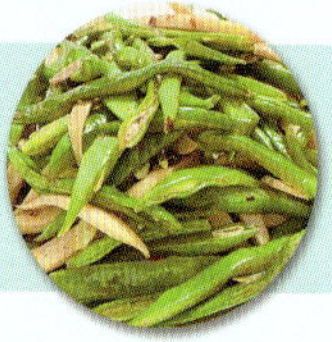

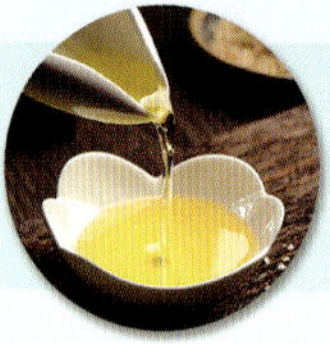

本餐烹调油用量共10g(90kcal)

图 1-41　晚餐 585kcal

“晚餐”“ 600kcal”

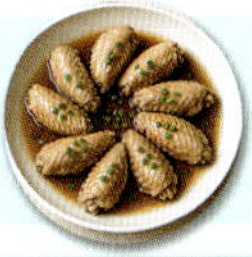

焖蒸鸡翅

带骨鸡翅80g（90kcal）

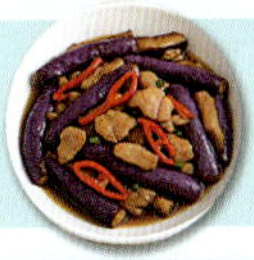

肉片烧茄子

猪瘦肉片25g（45kcal），茄子250g（45kcal）

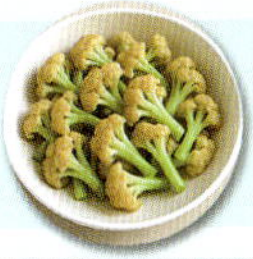

翡翠菜花

菜花175g（45kcal）

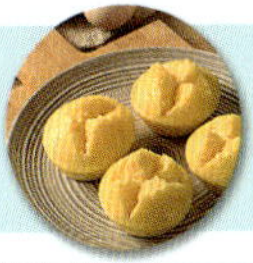

玉米面发糕

玉米面50g（180kcal）

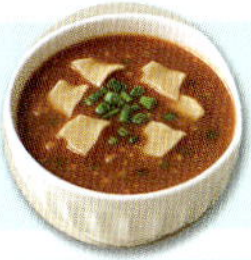

面片汤

面粉25g（90kcal），西红柿50g（9kcal）

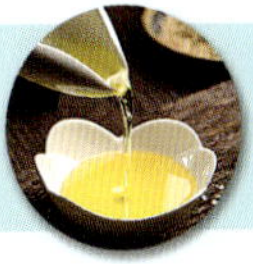

本餐烹调油用量共10g（90kcal）

图 1-42　晚餐 600kcal

“晚餐”“525kcal”

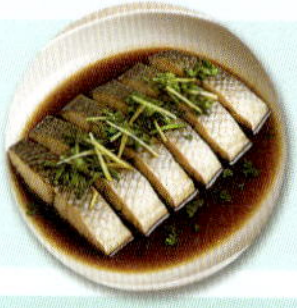

清蒸武昌鱼

武昌鱼80g（90kcal）

蒜蓉木耳菜

木耳菜250g（45kcal）

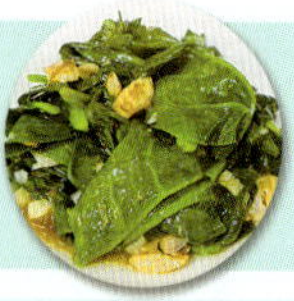

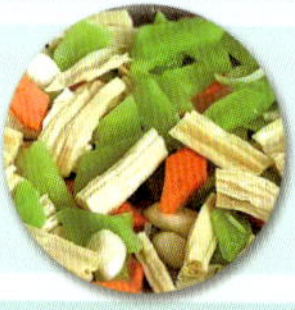

拌莴笋腐竹

腐竹干20g（90kcal），莴笋160g（30kcal）

烙饼

面粉50g（180kcal）

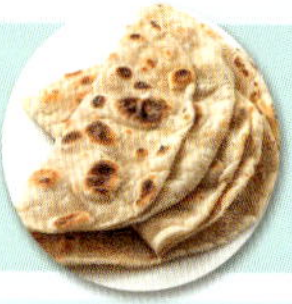

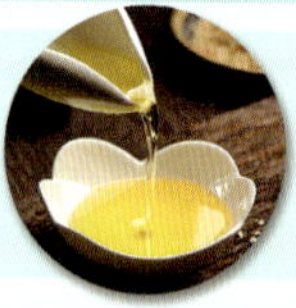

本餐烹调油用量共10g（90kcal）

图 1-43　晚餐 525kcal

“晚餐”“500kcal”

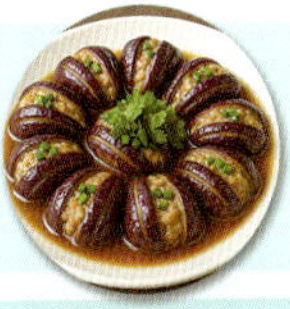

蒸茄夹

瘦肉沫50g（90kcal），茄子250g（45kcal）

清炒茭白

茭白200g（45kcal）

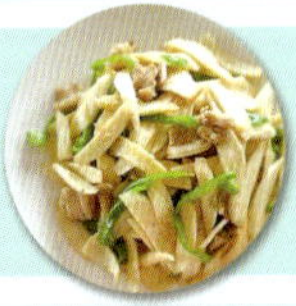

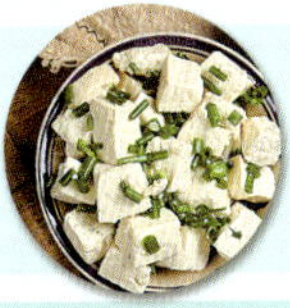

小葱拌豆腐

北豆腐50g（45kcal）

花卷

面粉50g（180kcal）

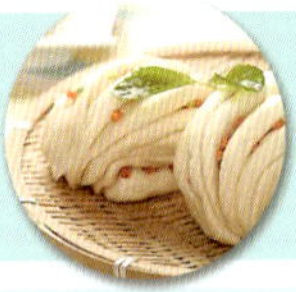

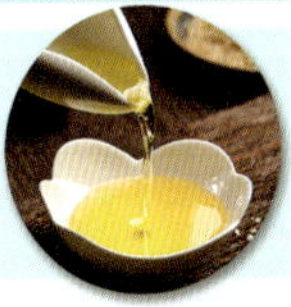

本餐烹调油用量共10g（90kcal）

图 1-44　晚餐 500kcal

“晚餐”“684kcal”

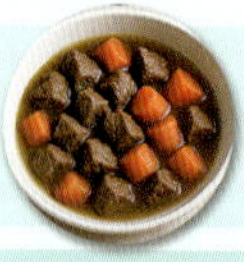

咖喱牛肉

生牛肉75g（135kcal）

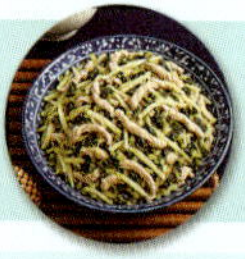

肉丝炒冬笋

猪瘦肉丝50g（90kcal），冬笋200g（45kcal）

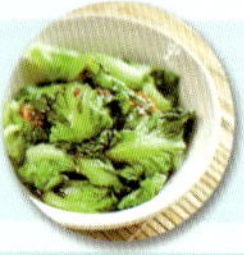

凉拌生菜

生菜200g（45kcal）

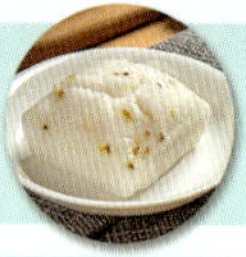

白面发糕

面粉50g（180kcal）

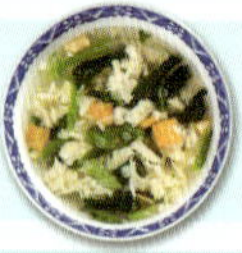

菠菜蛋花汤

菠菜50g（9kcal），鸡蛋1个60g（90kcal）

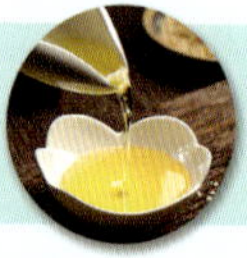

本餐烹调油用量共10g（90kcal）

图 1-45　晚餐 684kcal

“晚餐”“540kcal”

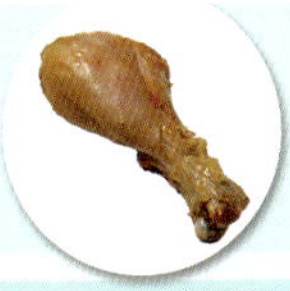

卤鸡腿

去皮鸡腿肉50g（90kcal）

素烧冬瓜

冬瓜250g（45kcal）

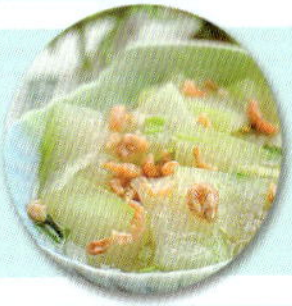

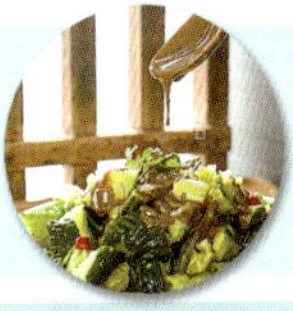

麻酱拌黄瓜

黄瓜250g（45kcal）

玉米面蒸饺

玉米面50g（180kcal），白萝卜200g（45kcal）

肉沫25g（45kcal）

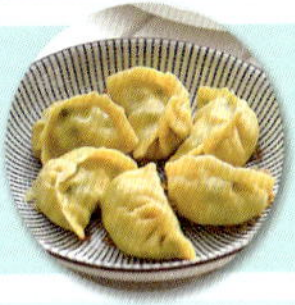

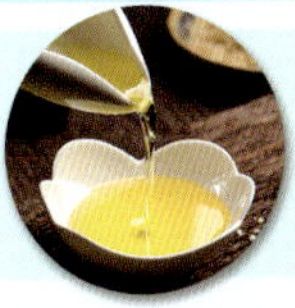

本餐烹调油用量共10g（90kcal）

图1-46 晚餐540kcal

“晚餐”“540kcal”

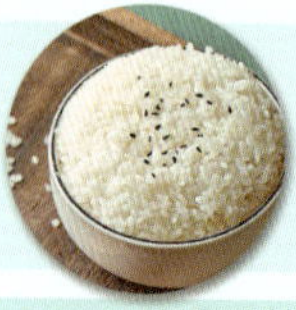

米饭1碗200~240g（180kcal）

烧鳝鱼段

鳝鱼80g（90kcal）

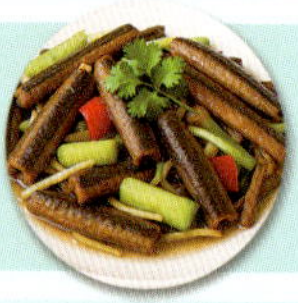

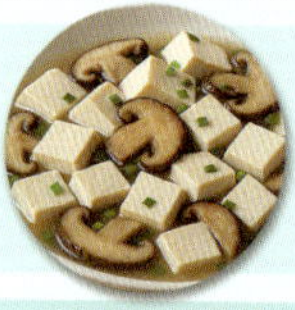

香菇炖豆腐

鲜香菇250g（45kcal），豆腐100g（90kcal）

凉拌莴笋丝

莴笋丝250g（45kcal）

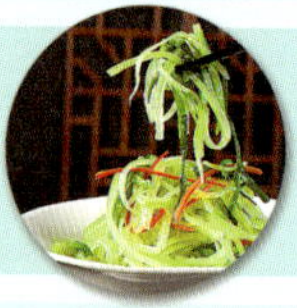

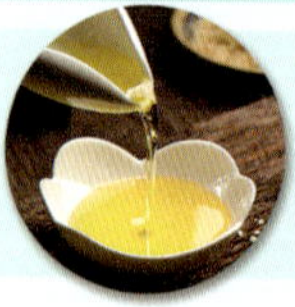

本餐烹调油用量共10g（90kcal）

图 1-47　晚餐 540kcal

“晚餐”“540kcal”

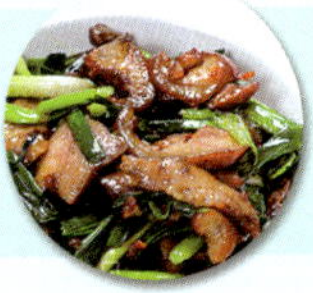

蒜苗炒肉

瘦肉50g（90kcal），蒜苗250g（45kcal）

凉拌苦瓜

苦瓜250g（45kcal）

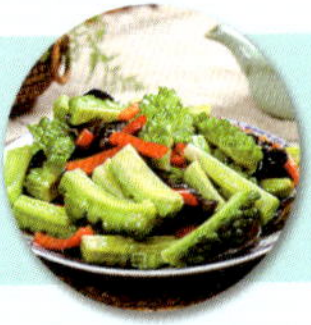

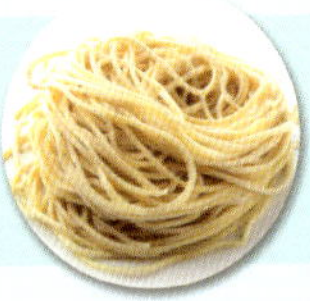

鲜切面

面粉75g（270kcal）

本餐烹调油用量共10g（90kcal）

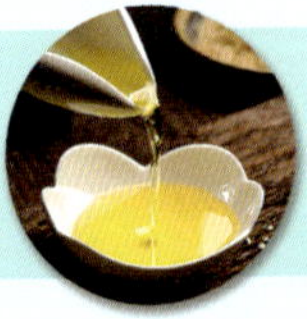

图 1-48　晚餐 540kcal

“晚餐”“495kcal”

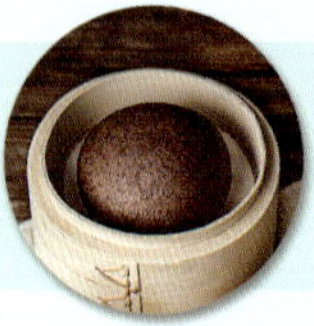

黑米面馒头

黑米面25g（90kcal），面粉25g（90kcal）

黄瓜拌腐竹

黄瓜250g（45kcal），腐竹10g（45kcal）

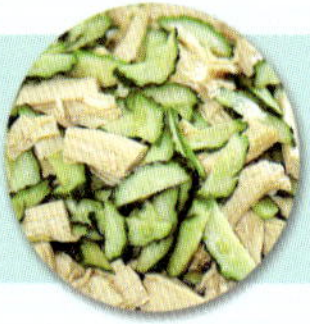

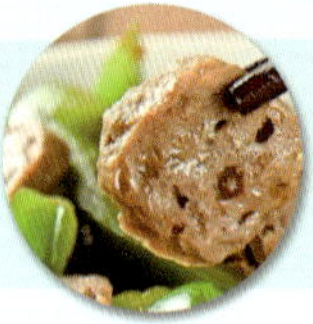

青椒牛肉丸

瘦牛肉50g（90kcal），青椒200g（45kcal）

本餐烹调油用量共10g（90kcal）

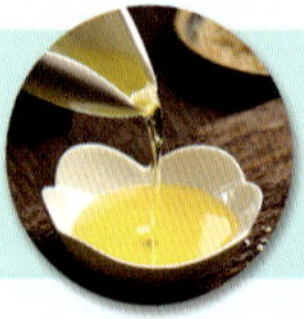

图 1-49　晚餐 495kcal

“晚餐”“540kcal”

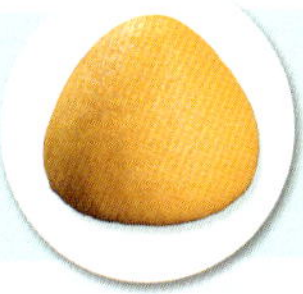

窝头70g（180kcal）

虾仁炒苦瓜

虾仁80g（90kcal），苦瓜250g（45kcal）

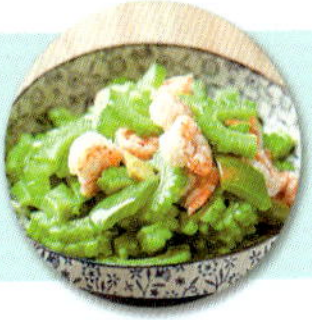

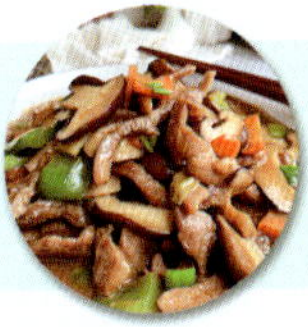

肉丝香菇

瘦猪肉丝50g（90kcal），鲜香菇250g（45kcal）

本餐烹调油用量共10g（90kcal）

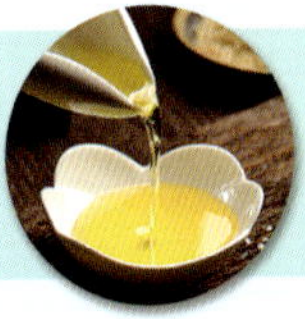

图 1-50　晚餐 540kcal

6. 晚加餐食谱（图 1-51~图 1-60）

“晚加餐”“180kcal”

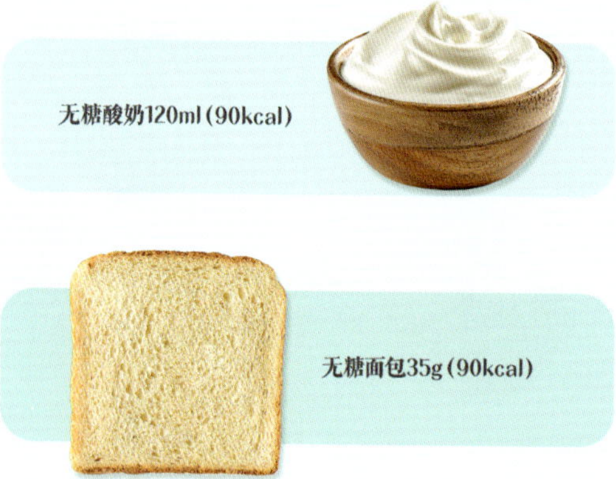

图 1-51　晚加餐 180kcal

晚间睡前加餐可以帮助高血糖孕妇整夜的血糖在正常范围，预防夜间低血糖。如果晚上发生低血糖，会刺激孕妈妈身体产生升高血糖的激素，从而导致早上和早餐后血糖显著上升，使血糖控制更加困难。因此，高血糖孕妇晚上应定时加餐，而不应该等感到饥饿时才加餐。

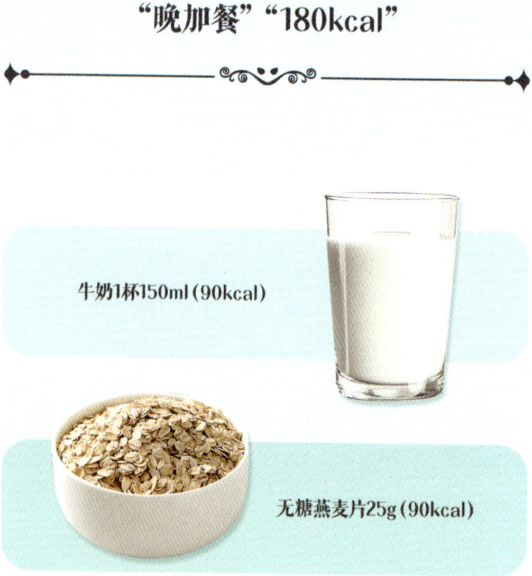
“晚加餐”“180kcal”
牛奶1杯150ml（90kcal）
无糖燕麦片25g（90kcal）

图 1-52　晚加餐 180kcal

“晚加餐”“180kcal”

绿豆汤［绿豆25g（90kcal）］

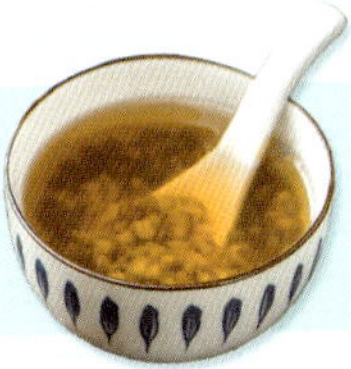

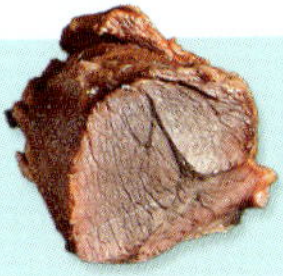

酱牛肉35g（90kcal）

图 1-53　晚加餐 180kcal

“晚加餐”“135kcal”

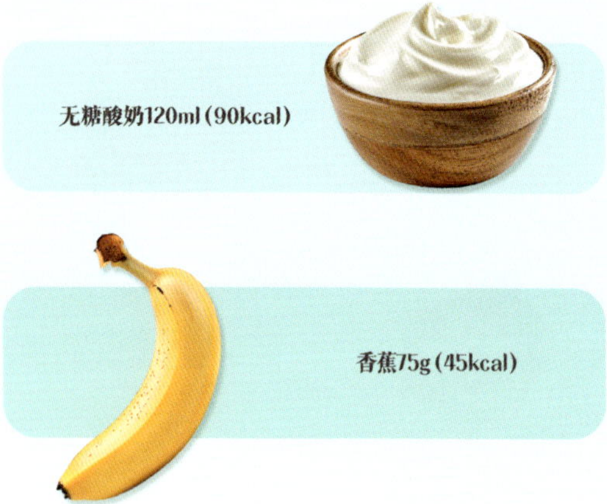

图 1-54　晚加餐 135kcal

“晚加餐”“180kcal”

牛奶1杯150ml（90kcal）

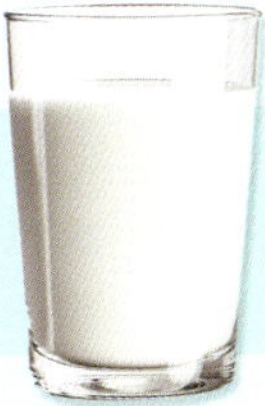

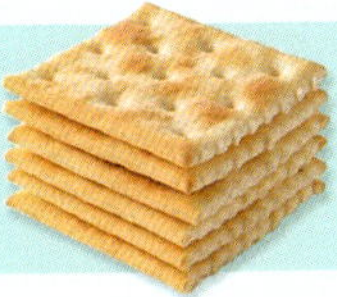

苏打饼干19g（90kcal）

图 1-55　晚加餐 180kcal

“晚加餐”“180kcal”

无糖酸奶120ml（90kcal）

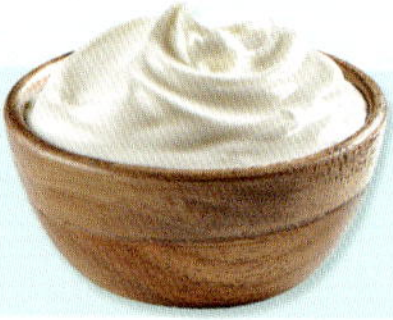

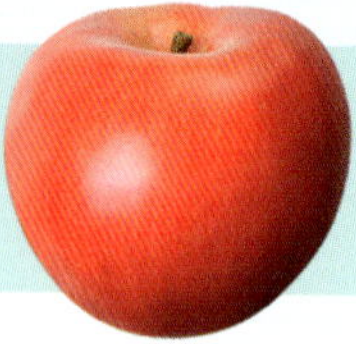

苹果200g（90kcal）

图 1-56　晚加餐 180kcal

“晚加餐”“180kcal”

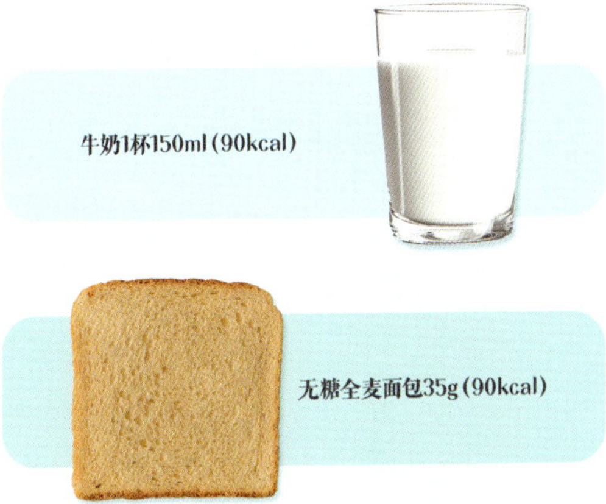

图 1-57　晚加餐 180kcal

“晚加餐”“180kcal”

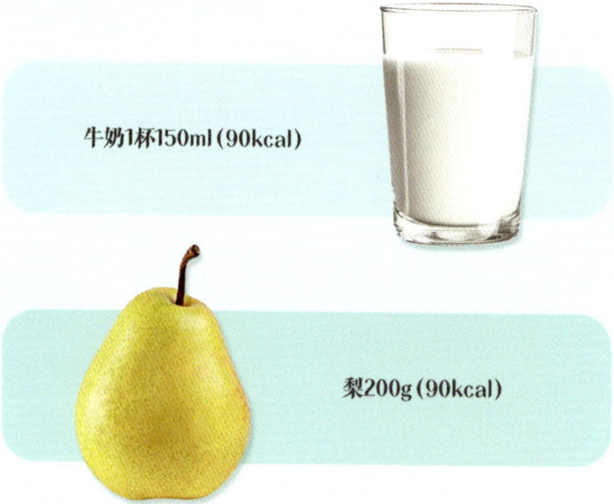

图 1-58　晚加餐 180kcal

“晚加餐”“180kcal”

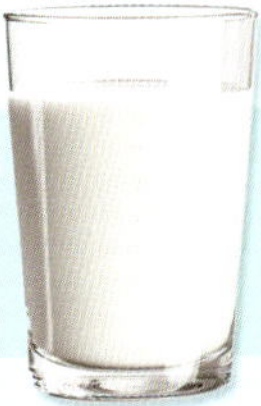

牛奶1杯150ml（90kcal）

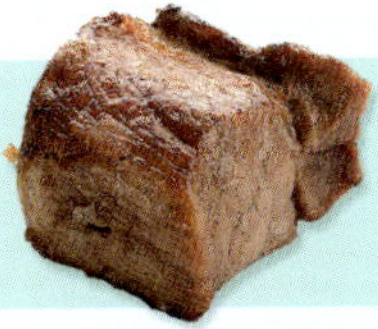

酱牛肉35g（90kcal）

图 1-59　晚加餐 180kcal

“晚加餐”“180kcal”

无糖酸奶120ml（90kcal）

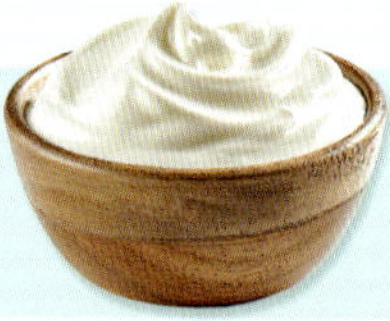

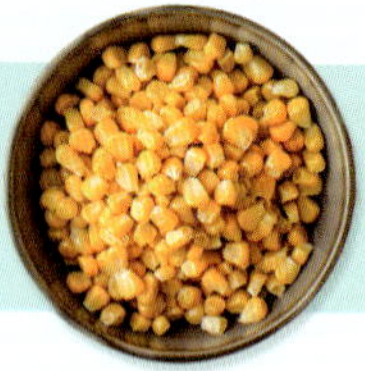

鲜玉米80g（90kcal）

图 1-60　晚加餐 180kcal

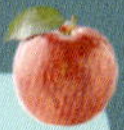

第二篇

运动篇

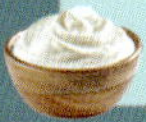

孕期进行适当的运动是控制孕期体重增长过快的关键措施之一。孕妇可以选择散步、孕妇瑜伽、孕妇操等轻度运动方式，每天坚持一定的运动时间，但要注意控制运动强度，避免过度疲劳。

一、孕期运动的优势

运动可以改善循环功能，增加胰岛素的敏感性。通过适度的运动，可以促进血液循环，减轻关节和肌肉的负担，预防便秘、痔疮、静脉曲张、小腿抽筋和踝关节水肿等，有效缓解妊娠期间的常见症状。同时，锻炼后背肌肉还能预防背痛，提高睡眠质量。

运动还可以减少焦虑和抑郁的情绪，提升整体的心理健康状态；增强心肺功能，提高身体代谢率，促进脂肪燃烧，减少脂肪堆积，尤其对于肥胖孕妇来说，控制体重增长是必不可少的；加强身体的平衡能力和柔韧性，可使胎儿的耐受力增强，在分娩过程中减少缺氧等状况的出现。

妊娠期运动锻炼好处多，对血糖高及肥胖孕妇尤其重要，不仅能有效控制体重，还能显著改善血糖水平，降低妊娠糖尿病的风险。但1型糖尿病患者的血糖不稳定，不宜采取运动疗法控制血糖。

二、孕期适合做哪些运动

适合孕妈妈的运动方式一定是和缓的、运动量适中的，比如以下几类运动：

1. 散步

散步是一种非常简单且易于执行的锻炼方式，它不需要特殊的设备或场地，只需要舒适的衣物和鞋子以及一条适合行走的路径，就可以在呼吸新鲜空气的同时达到锻炼的目的，也可以起到转换心情的效果，一举多得。每天坚持进行大约 30 分钟的散步，有助于提高我们的心肺功能，肺部的呼吸效率也会随之提升。

2. 轻度的家务劳动

家务劳动如简单除尘、整理衣物等，既能活动身体，又能使家中焕然一新。研究表明，杂乱的环境更易引发焦虑的情绪，因此目之所见井然有序，更有利于孕妈妈的心情舒畅。

3. 孕妇体操

孕妇体操是专门为孕期女性量身定制的一系列体操动作，这些动作设计得非常温和，旨在帮助孕妈妈们在怀孕期间安全地增强肌肉力量和提高身体的柔韧性。通过定期进行孕妇体操，不仅可以帮助缓解孕期腰背痛和腿部水肿，还可以增强体力和耐力，为分娩过程和产后恢复做准备。

4. 上肢举重训练

进行上肢举重训练时，可以有效地锻炼到手臂及肩背部的肌肉群，这对于增强上半身的力量和耐力十分有益，还可增强机体胰岛素敏感性。然而，在进行此类锻炼时，必须谨慎选择重量，确保所使用的哑铃或杠铃的重量适中，不宜过重。如果重量过大，可能会导致肌肉拉伤或其他运动伤害，从而影响训练效果，甚至需要一定时间来恢复。因此，合理安排训练强度，遵循正确的举重技巧，是确保安全和提高锻炼效果的关键。

5. 孕妇瑜伽

孕妇瑜伽通过舒缓的体式和呼吸练习，可帮助孕妈妈放松身心，缓解孕期压力。您可以在医生允许的情况下，按照视频跟练或线下跟随老师学习。

6. 蹬车和游泳

也是孕期极佳的运动方式，有条件者可选择进行。

孕妈妈孕期适宜的运动量需要根据每位孕妈妈孕前的活动情况、是否有其他的健康问题等而定。您需要向医生咨询该做哪些运动、运动的频次，以及运动的时间和强度。

总之，选择适合自己的运动方式，保持适度运动，对母婴健康都大有裨益。

三、孕期运动注意事项

1. 循序渐进原则

运动时应遵循循序渐进的原则，在医护人员指导下逐渐增加运动的时间和强度，保持正确的姿势和动作，避免对腹部造成压迫或损伤。如果孕妈妈在怀孕前没有运动的习惯，孕期若无任何运动禁忌证可先尝试在午饭、晚饭后散步 10 分钟。适应后可以适当增加运动时长或强度，直至全天总运动时长达到 30~60 分钟。选择一些自己喜欢的运动方式更有助于运动的坚持。

2. 注意做运动准备及环境

不管是什么运动，运动前一定要记得热身，运动结束后也要做一些缓和的整理运动，防止肌肉拉伤和关节损伤。避免在高温、高湿度的环境中运动，如高温瑜伽。孕妇应当尽量避免需快速起身或起立、跳跃或快速改变体位的运动。运动过程中要注意补充水分，防止脱水。选择比较宽松、容易排汗的衣服，这样可以保证运动时身体的舒适度和散热性，避免因衣物过紧而影响血液循环或导致身体过热。

此外，运动前要适当进食，防止长时间空腹运动引发低血糖等问题。可在运动前 30 分钟至 1 小时适量吃一些水果、全麦面包或酸奶等，这样既能提供一定的能量，又不会给肠胃造成过大负担。

平时要避免过度锻炼，不进行滑冰、骑马、爬山等有一定危险性的容易摔倒或引发损伤的运动。怀孕 20 周以后，不要选择俯卧式运动。避免脊柱弯曲度过大或关节过曲或过伸的运动，以及长时间平卧或过度牵拉的动作。活动后要持续步行一段时间，保证回心血量的稳定，一般将心率控制在 100 次/min 以下为宜。

3. 关注运动时身体的变化

孕妈妈们怎样能知道运动是否合适呢？

呼吸、心搏明显较静息时增快，但仍可自如交谈，运动后心率达到最大心率的50%~70%，主观感觉稍疲劳，休息10分钟左右可以恢复，则认为运动量较适宜；但若运动过程中出现说话吃力、喘息、呼吸困难等情况，则说明运动强度稍大，可适量减少运动量或停止运动。如果中途感到不适，请立即原地休息或就医。

4. 不适合在孕期做运动的孕妇

哪些孕妈妈不适合锻炼呢?

孕期运动要根据孕妈妈的个人情况来决定，并不是所有孕妈妈都适合在孕期运动。如果是患有某些特定疾病或者是妊娠并发症的孕妈妈最好不要在孕期锻炼，比如患有心肺疾病、严重贫血、有先兆子痫或妊娠引起的高血压、妊娠早期胎盘前置、双胞胎或多胞胎妊娠等。

5. 须立即就医的情况

如果孕妈妈在运动过程中出现阴道出血、子宫收缩、有液体从阴道漏出或涌出、头晕、头痛、胸痛、胸闷、胎动次数减少或异常增多等，应马上去看医生。

总而言之，选择适合自己的运动方式并保持适合的频率对孕妇及胎儿都有很大益处，其优势不再赘述。希望每一位孕妈妈都能在这本宝典的协助下顺利平安地度过孕期，迎接健康的宝宝！

四、正念冥想

正念冥想是一种心理训练的练习，它结合了冥想和正念练习，旨在帮助孕妇放慢思绪的速度，让消极情绪消失，使身心平静下来。正念冥想的核心要素是完全专注于“现在”。练习技巧可能有所不同，但通常包括深呼吸和身心意识。

1. 正念冥想对孕妇心理健康的益处

（1）**减少负面情绪**：通过呼吸调节和专注力训练，帮助孕妇减轻焦虑、抑郁等负面情绪。

（2）**提升积极情绪**：增加孕妇的幸福感、满足感和内心的平静，提升整体的心理健康水平。

（3）**增强抗压能力**：训练孕妇在面对压力和挑战时保持冷静及专注，从而增强抗压能力。

（4）**改善睡眠质量**：有助于放松身心，缓解紧张情绪，从而改善睡眠质量。

（5）**提高大脑能力**：激活大脑，提高思维敏锐度和创造力，同时增强记忆力、专注力和决策力等多项认知能力。

孕妈妈可以通过正念冥想来缓解孕期生理性的部分不适和紧张情绪。

2. 正念冥想的技巧

（1）**放松冥想**：在开始冥想时，通过深呼吸和放松身体各部位的肌肉，帮助身心进入放松状态。

（2）**专注冥想**：通过集中注意力在呼吸上，帮助稳定思想，提高专注力。

（3）**正念禅修**：在放松和专注冥想的基础上，用心观察整个呼吸过程或情绪等。

3. 孕期日常应用与练习建议

正念冥想不仅可以在专门的冥想环境中进行，还可以融入日常生活中。例如，在行走、吃饭、工作等日常活动中，都可以尝试保持正念，即有意识地关注当下的感受、想法和动作。对于初学者，建议从 5~10 分钟的静坐冥想开始，逐渐增加持续时间。同时，可以在日常生活中增加一些散步冥想或有意识的活动，以帮助自己更好地培养正念。

使用正念冥想进行情绪缓解，可以通过以下步骤进行：

（1）准备阶段

1）选择一个安静、舒适、不受干扰的地方进行冥想练习。

2）保持正确的坐姿或躺姿，挺直并放松背部，闭上眼睛。

3）调整呼吸，让呼吸变得自然、缓慢和深长。

（2）正念冥想练习

1）正念呼吸：将注意力集中在呼吸上，感受每一次吸气和呼气的感觉。当注意力分散时，温和地把注意力带回到呼吸上。

2）正念行走：在行走过程中，专注于每一步的感觉，从脚接触地面的触感到身体的运动。保持觉察，如果注意力分散了，温和地把注意力带回到行走上。

3）正念身体扫描：从脚开始，逐一关注身体的各个部位，观察每个部位的感觉，是否有紧张、疼痛或舒适感。按顺序扫描身体的各个部位，直到头顶。

4. 正念冥想过程中的注意事项

（1）**接纳自己**：在冥想过程中，可能会出现各种各样的情绪和想法，不要评判或抵制它们，而是接纳并观察它们。

（2）**保持专注**：尽量保持注意力集中在冥想对象上，如呼吸、行走或身体部位。当注意力分散时，及时将注意力带回到冥想对象上。

（3）**避免过度用力**：在冥想过程中，不要过度用力或刻意追求某种状态，而是让一切自然发生。

5. 正念冥想后的放松

冥想结束后，保持一段时间的静坐或躺卧，让身体逐渐适应外界环境。可以轻轻按摩身体各个部位，帮助身体放松。同时，将冥想过程中体验到的平静和放松状态带入日常生活中，以更好地应对孕吐等早孕反应。

通过以上步骤的正念冥想练习，孕妈妈可以在一定程度上缓解早期孕吐的症状和孕期紧张焦虑的情绪。但请注意，如果孕吐严重或无法通过冥想等方式缓解，或孕期焦虑很严重，请及时咨询医生并采取必要的治疗措施。

将餐食分为早餐、早加餐、午餐、下午加餐、晚餐及晚加餐，对孕妇的三餐和加餐进行精细指导，六餐随意搭配，自主选择性高。

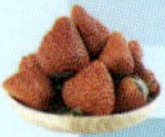

对孕期不同阶段的运动形式、运动量、运动时长，以及注意事项等都有详细介绍。

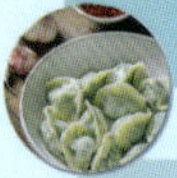

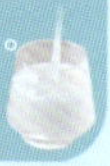

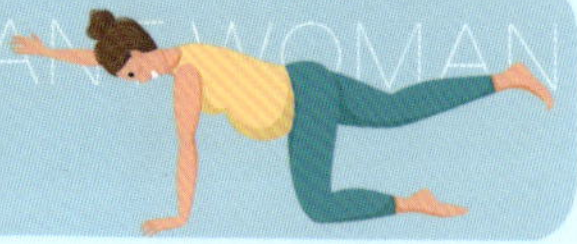

销售分类 | 科普

策划编辑 张东倩
责任编辑 张东倩
书籍设计 赵京津
　　　　 郭　淼

ISBN 978-7-117-38776-7

9 787117 387767 >

定　价：42.00 元